AF495382

LITHOTRIPSIE.

MÉMOIRES

SUR

LA LITHOTRIPSIE PAR PERCUSSION,

ET SUR L'INSTRUMENT APPELÉ

PERCUTEUR COURBE A MARTEAU,

qui permet de mettre en usage ce nouveau système de pulvérisation des pierres vésicales,

LE TOUT APPUYÉ DE NOMBREUX EXEMPLES DE GUÉRISONS BIEN AUTHENTIQUES

présenté à l'Académie des Sciences,

PAR LE BARON HEURTELOUP.

DOCTEUR DE LA FACULTÉ DE MÉDECINE DE PARIS.

Avec une Planche.

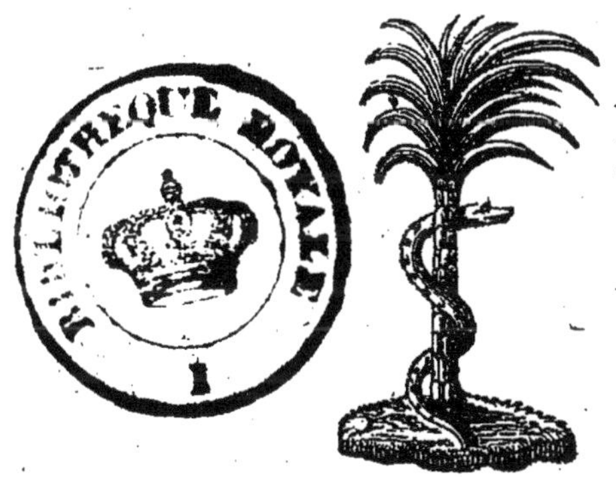

PARIS,

CHEZ BÉCHET, LIBRAIRE,

PLACE DE L'ÉCOLE DE MÉDECINE.

1833.

A Messieurs les Membres de l'Académie des Sciences,

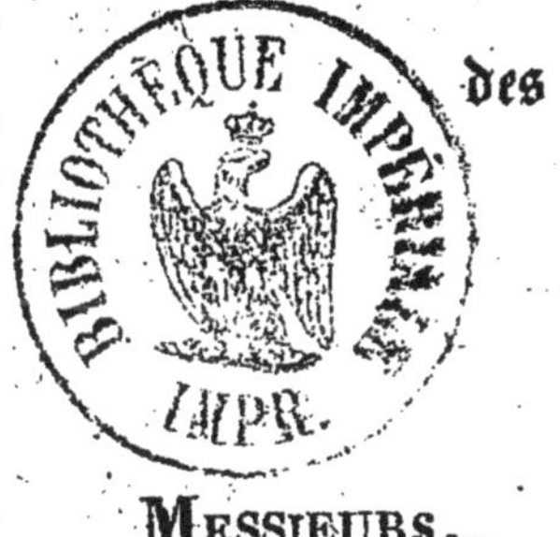

Messieurs,

Les commissaires que vous avez chargés d'examiner les comptes rendus par M. le docteur Civiale, vous ont démontré que la *lithotripsie* (1) ou la pulvérisation des pierres

---

(1) On n'entend généralement pas l'acception que je donne au mot *lithotripsie ;* c'est ici la place de faire connaître la raison qui m'a fait adopter ce mot. *Lithotripsie* veut dire pulvérisation de la pierre, de λιθος pierre et de τριϐω, je pulvérise, τριψις, pulvérisation ; il indique conséquemment le but général de l'opération, sans indication d'aucun procédé. Il n'en est pas de même du mot *lithotritie*, qui n'a jamais désigné que le procédé de détruire la pierre par des perforations répétées ; en effet, il dérive de λιθος pierre et de τιτράω ou τερέω, je perce. On sent bien que l'on ne peut pas appeler *lithotritie* l'action d'un instrument qui écrase les pierres ou celle qui les brise par la percussion. En un mot, la *lithotripsie* est le nom donné à la méthode prise en général, qui consiste à pulvériser les pierres, et le mot *lithotritie* n'indique que le procédé de perforer successivement les pierres pour les détruire. *Lithotripsie* est le genre, *li-*

vésicales telle qu'elle commença à être mise en usage par le procédé appelé *lithotritie*, était tellement vicieuse que ses résultats la mettaient évidemment au dessous de la taille (1); et la déclaration du chirurgien habile qui a fait usage de l'instrument de M. Jacobson prouve que cet instrument ne

---

thotritie est l'espèce. Ce dernier mot finira par disparaître du vocabulaire de la science; car si on l'adoptait, il faudrait, pour plus de régularité, donner également des noms analogues aux procédés d'écrasement et de percussion; mais cela serait du pédantisme; il ne faut donc pas le faire, et se contenter de donner à la méthode un nom grec puisque l'on veut du grec, et désigner les procédés par leurs noms vulgaires. Cela n'en sera que plus clair.

(1) Comme avant d'entreprendre de prouver l'utilité d'un nouveau procédé opératoire, il est logique de prouver que celui qui était mis en usage est vicieux, je prie ceux qui me liront de commencer par prendre connaissance des preuves que je donne de l'insuffisance du *perce-pierre* (lithotriteur) avec lequel on met en usage le procédé appelé *lithotritie*. Ces preuves que je tire spécialement des rapports faits à l'Institut par M. le baron Larrey en 1831 et par M. Double en 1833, sur des rendus de compte de M. le docteur Civiale, se trouvent à la page 97 et suivantes.

Je prie également mes lecteurs de prendre connaissance des preuves que je donne de l'insuffisance de l'instrument de M. Jacobson. Ces preuves que je tire spécialement d'une déclaration formelle, authentique, de M. le docteur Leroy d'Étiolle, se trouvent à la page 127 et suivantes.

rend pas la lithotripsie applicable à un plus grand nombre de malades, et que même sa sphère d'action ne s'étend pas si loin que celle du lithotriteur (ou perce-pierre). Ces deux instrumens, que l'on dit être ce qu'il y a de plus effectif parmi les instrumens disposés pour pulvériser les pierres vésicales (1) sont donc insuffisans. J'ai essayé d'en construire un qui ne présentât plus cette lenteur d'action pour prendre et pour pulvériser que l'on observait dans les autres, et cette circonscription bornée de pouvoir qui restreignait la *lithotripsie* à un nombre limité de cas favorables, qui quelquefois même n'étaient pas terminés par la guérison (2).

Je vous présente, Messieurs, ce nouveau système de pulvérisation des pierres vésicales que des faits déjà nombreux, et dont

---

(1) Je ne parle pas ici de mon *brise-coque* et de mon *appareil évideur à forceps*, parce que ces instrumens ont été construits pour des cas exceptionnels.

(2) Voyez, page 109, le rapport de M. Double sur le compte rendu de M. Civiale ; sur 53 malades ce chirurgien en a choisi 43 : conséquemment, il en a éliminé 10. Eh bien, sur 43 choisis, il n'y en a que 27 guéris, il y en a 10 qui sont morts et 6 qui restent calculeux. Quelle proportion ! !

j'ai fait constater l'authenticité (1), comme vous l'avez désiré, ont déjà placé dans un rang élevé parmi les combinaisons mécaniques appliquées à la lithotripsie. En effet sur 38 malades, j'en ai guéri 37.

Cet instrument et le système qu'il représente sont le fruit de dix années d'un travail non interrompu et de nombreux sacrifices; j'ai cherché à prouver par les faits et par les raisonnemens qu'il resterait peut-être l'expression la plus avantageuse du pouvoir de la mécanique appliquée à la pulvérisation des pierres vésicales. Vous jugerez si je me suis abusé. Quand vous considérerez l'excessive simplicité de mon *percuteur*, vous direz qu'il en a été pour la lithotripsie comme pour toute autre chose, c'est-à-dire que pour arriver au simple, il a fallu péniblement passer par le composé. Comme ce qu'il y a de plus simple est plus facilement apprécié, j'espère qne votre prévision seule suffira pour vous faire conclure que j'ai résolu le problème de *lithotripsie* que vous avez posé il y a sept années, c'est-à-dire que j'ai enfin

(1) J'ai déposé le 22 juillet entre les mains de M. le président de l'Académie des sciences, toutes les pièces qui prouvent cette authenticité.

trouvé le moyen de pulvériser les pierres vésicales le plus prompt, le moins dangereux, le plus généralement applicable, le moins compliqué et conséquemment le plus susceptible de faire rentrer la *lithotripsie* dans le domaine général de la chirurgie.

J'ai l'honneur d'être avec respect,

Messieurs,

Votre très-humble et très-obéissant serviteur,

Baron Heurteloup.

18. Holles street, Cavendish square Londres.

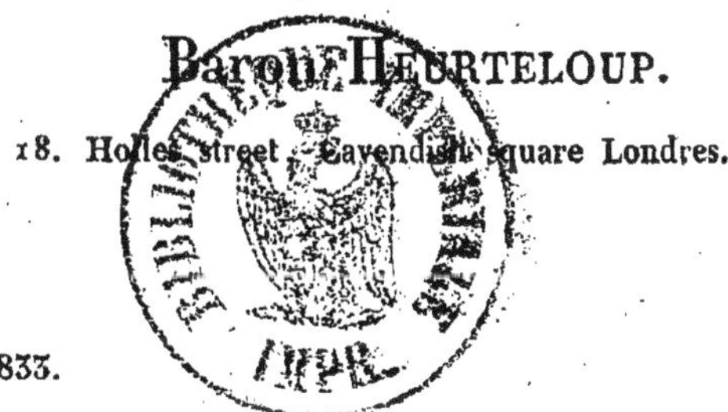

Ce 23 *juillet* 1833.

LITHOTRIPSIE.

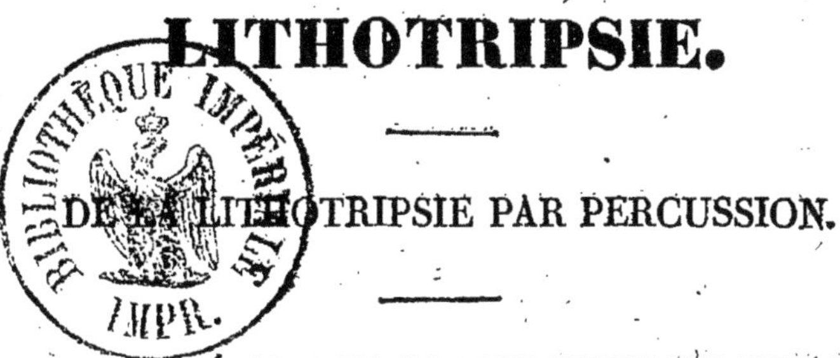

DE LA LITHOTRIPSIE PAR PERCUSSION.

PREMIER MÉMOIRE SUR LA DESTRUCTION DES PIERRES VÉSICALES PAR LE SYSTÈME DE LA PERCUSSION.

Mars 1832.

L'art de guérir les personnes malades de la pierre peut en même temps être regardé comme un art nouveau, si on considère l'époque de sa naissance, et comme un art déjà ancien, si on considère les travaux et la succession des pensées qui, en si peu de temps, sont venus lui faire parcourir toutes, ou à peu près toutes ses révolutions.

Assez heureux pour avoir essayé avec succès de fournir une grande partie des matériaux avec lesquels a été construit l'édifice déjà assez solide de cet art nouveau, je viens encore déposer dans les archives de l'Institut un travail qui, je l'espère, sera la preuve que la persévérance fait quelquefois arriver à des résultats auxquels on est loin de s'attendre lorsqu'on est encore sous l'influence des idées préconçues et des préjugés.

En effet, à peine si on est revenu de la surprise que causa la possibilité d'user avec patience une pierre dans la vessie humaine, que je viens dire et prouver qu'on peut soumettre dans l'intérieur de cet organe une pierre à l'action vive et puissante d'un lourd et vulgaire marteau.

Une telle idée peut paraître aujourd'hui encore éloignée du raisonnable et du possible; mais il y a cinq ans elle eût paru celle d'un rêveur, et cependant, c'est cette idée qui fût venue la première, si l'on ne s'en fût laissé imposer par la délicatesse de l'œuvre que le chirurgien était appelé à exécuter, et si l'on eût suivi les idées communes. C'est ce que je vais démontrer à l'aide de quelques propositions à la sécheresse desquelles on pardonnera sans doute en faveur de la clarté et de la précision avec lesquelles je désire les présenter.

La lithotripsie est l'art de broyer les pierres vésicales dans la vessie humaine, afin que la poudre et les fragmens qui résultent de cette action soient expulsés avec les urines, ou que leur sortie soit provoquée par des moyens artificiels (1).

On sent que plus il résulterait de poudre de cette action de broyer, et moins il résulterait de fragmens, plus tôt et plus facilement le malade serait guéri, car la poudre serait évacuée avec une plus grande facilité. On a cherché les moyens d'arriver mécaniquement à réduire les pierres *in-*

---

(1) C'est l'ensemble de ces moyens artificiels que j'ai appelé la *lithocenose*, qui veut dire évacuation de la pierre (λιθος pierre κενωσις évacuation). Cette *lithocénose* se divise en *lithocenose* vésicale et *lithocenose* urétrale.

cessamment et entièrement en poudre; mais les essais qui ont été faits dans ce but ont bientôt prouvé que ce problème était si difficile à résoudre que cela équivalait à l'impossible (1).

Il a donc fallu abandonner ce système de pulvérisation complète pour avoir recours à un autre, qui consiste à arriver par des ruptures successives à la pulvérisation des derniers fragmens. Or, pour opérer ces ruptures successives, il y a, en suivant les idées communes, trois moyens.

Le premier, le plus simple et le plus rapide, est de mettre la pierre sur un plan immobile, de rapprocher d'elle avec vivacité un plan mobile; en un mot, pour parler le langage vulgaire, c'est de mettre

---

(1) Meyrieux est le premier qui ait tenté de faire un instrument pour réduire les pierres incessamment et entièrement en poudre, mais sans succès. M. le docteur Tanchou dit avoir perfectionné son travail, mais aucune guérison authentique ne prouve qu'il ait mieux réussi.

Meyrieux voulait user la pierre d'avant en arrière. M. Vidal vint après, et tenta de l'user de la circonférence au centre; mais il ne réussit pas davantage.

Enfin, M. Amussat vient de faire construire un fort joli instrument avec lequel je lui ai vu pulvériser des pierres; mais ces pierres étaient factices, petites, arrondies et d'un grain convenable au jeu de l'instrument; comme une pierre véritable, surtout un peu volumineuse (un pouce de diamètre par exemple) ne se prêterait pas à l'action de l'instrument de M. Amussat, ce problème n'est pas plus résolu par cet ingénieux chirurgien que par ceux qui l'ont précédé.

la pierre sur une table et la broyer à coups de marteau.

Le second en rapidité et en simplicité est de mettre la pierre entre deux plans, de rapprocher progressivement ces deux plans pour la comprimer ; en un mot, et pour parler le langage vulgaire, c'est l'écraser.

Enfin le troisième moyen, qui est le plus lent, est *l'usure progressive*, qui consiste à soumettre la pierre à l'action d'instrumens qui, par un mécanisme lent, mais successif, en enlève peu à peu la substance.

Or, toute personne appelée à résoudre le problème d'opérer la pulvérisation d'une pierre en dehors de l'organe, et qui suivra les idées communes, préfèrera d'abord la percussion, ensuite l'écrasement, et n'aura recours à l'usure progressive qu'en dernier lieu. C'est ce qu'aurait dû faire le chirurgien, mais c'est ce qu'il ne fit pas, car il fut détourné de cette ligne droite par une série de pensées dont la source était dans les préjugés qui le dominaient.

En effet, la nature ayant posé des bornes au volume des instrumens qu'il pouvait construire, il ne dut pas d'abord supposer que l'on pût procéder à la destruction des pierres vésicales en les attaquant, pour ainsi dire, à force ouverte, et que l'on pût développer dans un agent d'un si petit volume une force de résistance suffisante pour que l'on pût lui appliquer les systèmes rapides *de la percussion* et *de l'écrasement*. Non-seulement pour lui la chose eût paru impossible s'il y eût pensé, mais elle était trop loin de ce qui se fesait ordinairement pour y songer.

Joindre d'ailleurs à cette force la prestesse et la délicatesse nécessaires pour prendre dans la vessie les pierres avec facilité et douceur, devait lui paraître presque chimérique, puisque les mots force et légèreté se contre-indiquent, attendu que le premier présente à l'imagination beaucoup de matière employée à la construction de l'instrument, et que le mot légèreté donne naissance à une idée tout opposée.

Ne pouvant donc marier ces deux propriétés dans les instrumens qu'il voulut construire, le chirurgien dut faire un raisonnement qui devait le conduire à avoir recours au système le plus lent, celui de *l'usure progressive.*

En effet, partant de cette idée, ou plutôt de ce sentiment instinctif, que la force ne devait pas être un élément dans l'acte de pulvériser les pierres dans la vessie, et étant conséquemment conduit à cette autre idée, qu'il ne pouvait déployer contre elles que le lent système de *l'usure progressive*, il arriva naturellement à cette conclusion que, pour mettre ce dernier système en usage, *il fallait un instrument qui tînt la pierre et un instrument qui l'usât.*

Or, dès qu'il eut construit ses appareils sur cette donnée, si d'abord il avait été éloigné de recourir à la force brute pour pulvériser les pierres, sa répugnance pour l'employer dut s'accroître après avoir établi ses constructions sur ce principe; en effet, il exclut toute idée de force, car plus il y a de pièces différentes dans un tube d'un volume donné, moins ces pièces sont puissantes.

Lancé dans une fausse voie, il dut persister à la suivre jusqu'à ce que l'expérience vînt l'en faire sortir.

En effet, elle lui apprit bientôt qu'il pouvait se dispenser d'avoir recours à *l'usure progressive*, même lorsqu'il se servait des instrumens qui sont destinés à mettre ce système en usage. Avec la fraise d'un *perce-pierre* il écrasa des fragmens de pierre et des petites pierres contre les crochets de sa pince; avec des instrumens qui devaient perforer ou évider des pierres, il les percuta et les rompit quelquefois. Ces faits, que la pratique multiplia bientôt, le conduisirent à s'apercevoir que la force n'était pas un mauvais élément, puisque le diamètre des instrumens pouvait en permettre le développement, et du système lent de l'*usure progressive* il passa insensiblement au système plus expéditif de l'*écrasement* (1), auquel il n'avait pensé jusque-là qu'avec la crainte de n'en pas résoudre le problème.

(1) Le premier instrument avec lequel le système d'*écrasement* fut mis en usage avec succès sur les malades, fut le *brise-coque*, que je construisis pour écraser les *coques* de pierres que je parvenais à faire avec mon *appareil évideur à forceps*, appareil avec lequel j'évide les pierres volumineuses sphériques. J'inventai le *brise-coque* dans l'année 1827.

Dès-lors ce système donna aux agens *lithotriptiques* ce caractère particulier et bien remarquable que l'action de prendre et de détruire fût confiée aux mêmes pièces, qui seules dans le tube purent revêtir ce caractère de puissance que l'instrument était dès-lors appelé à développer.

Outre cela, une invention nouvelle vint lui fournir de nouveaux secours; il avait renoncé à se servir de la main d'un aide pendant qu'il pulvérisait la pierre, et il avait remplacé cet impuissant et mobile appui par un support inébranlable dans lequel il pouvait trouver les élémens nouveaux d'une immobilité favorable au jeu de ses agens et d'une force qu'il pouvait dépenser sans ébranlement, et conséquemment tout entière, contre le corps à détruire (1).

Il avait aussi trouvé le moyen de donner au chirurgien une position assez favorable pour qu'elle fût en harmonie avec l'importance de l'acte qu'il devait exécuter, et de placer le malade de manière à ce que tous ses membres demeurassent dans la demi-flexion et à ce que son bassin pût être facilement relevé (2).

Ce fut après cette succession d'idées, qui donnèrent lieu à des expériences nombreuses, que le chirurgien arriva enfin à concevoir que la pulvérisation par le *marteau*, bien que présentant à l'ima-

---

(1) Le support ou point-fixe que j'ai inventé en 1824.

(2) J'obtiens cette position du malade et du chirurgien au moyen de mon *lit rectangle* que j'ai inventé en 1824.

gination une manière de faire assez difficilement applicable à l'action délicate d'opérer dans l'intérieur de la vessie, était cependant possible; et ce fut après avoir suivi un long circuit qu'il arriva à mettre en usage l'expéditif système de la percussion, auquel l'homme qui eût été tout à fait hors de l'influence des idées préconçues eût eu peut-être directement recours.

C'est après avoir parcouru cette route circulaire dans laquelle j'ignore si j'ai été suivi, c'est après avoir donné à l'*usure progressive* le plus rapide de ses procédés, qui est celui de l'*excavation*, que j'exécute au moyen de l'appareil d'instrumens que j'ai nommé *appareil évideur à forceps* (1); c'est après avoir donné au système de l'*écrasement* un moyen digne de le représenter, sous le nom de *brise-coque* (2); c'est après avoir donné la possibilité de changer à volonté la position du malade, et avoir rendu cette position commode pour l'opéré et l'opérateur au moyen de mon *lit rectangle* (3); c'est après avoir pensé à maintenir les instrumens d'une manière fixe et invariable pendant que le

(1) Voir mon Traité (édition anglaise), page 198 et planche 2e. — Cet instrument me sert encore à évider les pierres sphériques volumineuses avant de les percuter.

(2) Voir mon Traité (édition anglaise), page 235 et planche 3e. — Cet instrument me sert à écraser les fragmens dans quelques vessies spacieuses. Dans ce cas il est plus expéditif que le *percuteur*.

(3) Voir mon Traité (édition anglaise), page 289, planche 5e. J'ai dessiné sur la planche de cet ouvrage la partie antérieure du lit rectangle et le point-fixe chargé de l'instrument.

broiement s'exécute, et avoir résolu ce problème en créant mon *support fixe* (1); c'est après avoir eu la satisfaction de voir toutes mes combinaisons honorées à plusieurs reprises de la haute sanction de l'Institut, et illustrées par de nombreux cas de guérisons, que je viens enfin, instruit par des erreurs et des succès, offrir un agent nouveau qui représente dignement le rapide *système de la percussion.*

Cet agent est l'instrument auquel j'ai donné le nom de *percuteur courbe à marteau*, 1° parce qu'il brise les pierres par la percussion; 2° parce qu'il présente une courbure, ce qui lui donne un caractère particulier autre que celui présenté par les instrumens utilisés jusqu'à présent, et enfin 3° parce que la force que j'emploie est celle que me fournit un marteau.

Cet instrument est en acier (voyez la planche), il a 14 pouces dans sa longueur totale, et on distingue dans sa composition la partie qui pendant l'opération entre dans l'urètre et dans la vessie, et la partie qui est extérieure. La partie *extra-vésicale* ressemble à une grosse sonde qui serait droite dans 8 pouces de sa longueur, et dont l'extrémité serait courbée suivant le quart d'un cercle d'un pouce à un pouce et demi de rayon. Cette partie courbée se sépare en deux portions par une coupe qui croise à angle droit l'axe de la partie droite de la sonde. Cette partie droite de la sonde est composée de trois pièces, deux

(1) Voir mon Traité (édition anglaise), page 294, planche 5e. Il est dessiné aussi sur la planche de cet ouvrage.

latérales et une intérieure. Les deux latérales se continuent avec la portion la plus externe de la courbure; l'intérieure se continue au contraire avec la portion la plus interne de cette courbure.

Or, comme ces deux portions externes sont fixées dans une pièce carrée d'acier qui forme l'*armure* (1) de l'instrument, et que la partie interne qui correspond à la courbure interne est tout à fait libre, il en résulte que cette pièce interne et la portion de courbure qui lui correspond sont mobiles, et que conséquemment on peut à volonté éloigner l'une de l'autre ces deux portions de courbure et les rapprocher. Or c'est dans la possibilité d'éloigner ou de rapprocher ces deux pièces que réside dans l'instrument la *faculté de prendre* (2.)

Quant à la *faculté de pulvériser*, elle est due à l'action d'un marteau, avec lequel, lorsque la pierre est prise entre les deux segmens de courbure dont l'un est immobile et l'autre est mobile, on peut rapprocher ces deux segmens par la *percussion*, et conséquemment communiquer à la pierre l'action vive et éminemment pulvérisante du marteau. On conçoit que par ce moyen je réalise dans la vessie ce que l'on opère avec le même agent sur un plan solide et résistant. En effet,

---

(1) J'appelle armure la partie de l'instrument qui s'ajuste dans le *point-fixe*.

(2) Ces deux pièces peuvent être ou non armées de dents; elles peuvent être excavées, plus courtes, plus longues, plus courbées, moins courbées, etc, que ne le représente la figure : cela dépend des circonstances dans lesquelles on met le *percuteur* en usage.

l'instrument présente, lorsqu'il est mis en usage, un plan fixe sur lequel repose la pierre, et un plan mobile qui a une action absolument semblable au marteau mis en œuvre comme on le fait ordinairement, puisqu'il est une loi physique qui veut que tout choc que l'on imprime à l'extrémité d'une tige métallique solide et droite se transmette sans perte à un corps placé à l'autre extrémité.

J'exécute d'ailleurs cette percussion en plaçant l'*armure* de l'instrument dans mon *point-fixe* que je rends instantanément inébranlable au moyen d'une pièce d'acier que j'ai nommée le *coin* (voyez la planche) d'après sa forme et son usage, et qui, placé entre le *point-fixe* et la lèvre supérieure de la mortaise de mon *lit rectangle*, fait que la percussion la plus forte peut être exercée sur la partie externe de l'instrument sans que la partie qui est dans la vessie éprouve la moindre vibration.

Avec cet instrument une pierre vésicale, quelque dure qu'elle soit, est réduite en fragmens aussitôt qu'elle est prise, car elle obéit dans l'intérieur de la vessie au marteau, comme elle y obéit dans toute autre occasion; il est si puissant d'ailleurs, tant sous le rapport de sa *faculté de détruire* que sous celui de sa *faculté de prendre*, que la dureté ou le volume des pierres ne fournit que peu de chances contre le succès de l'opération.

Ces deux propriétés de prendre et de détruire étant déployées dans l'instrument avec la plus grande expression de simplicité possible, il en résulte qu'à la pulvérisation rapide des pierres, il s'ajoute naturellement une grande économie de temps et une grande economie de mouvemens, deux conditions sans lesquelles l'expérience prouve que le broiement est tout aussi dangereux et plus pénible que la taille, et n'est conséquemment pas une acquisition en faveur de l'humanité.

Quelques faits et quelques conséquences déduites de ces faits compléteront, je pense, l'idée qu'on doit se faire de cette importante et nouvelle manière de guérir les calculeux.

Première observation. — M. Kikeley de Liverpool, âgé de 68 ans, éprouvant les douleurs que cause la pierre depuis trois années, s'adressa à M. Brodie, qui me le recommanda. Pensant qu'il y avait dans la vessie de ce malade un calcul d'un petit volume, je crus devoir employer l'instrument de MM. Leroy et Civiale, que j'introduisis, mais avec lequel je ne pus saisir la pierre. Une masse charnue se présentait entre les branchés des pinces que je ne pouvais fermer sans saisir ce corps mou, que je reconnaissais ensuite avec le foret de l'instrument. Jugeant, après deux tentatives, que l'emploi du *perce-pierre* était accompagné du danger d'arracher ou de perforer cette partie d'organe, qui me parut être causée ou par une masse fibreuse résultat d'une fistule rectale, dont l'ouverture externe venait s'ouvrir près de l'anus, ou par le développement du troisième lobe de la prostate, j'employai le *percuteur à marteau*, avec lequel, en quatre applications de trois minutes à peu près, je fis sortir trois à quatre gros d'une pierre dont le noyau était formé d'acide urique, et dont l'extérieur était composé de phosphates mélangés.

Deuxième observation. — M. Rogers, âgé de 64 ans, avait la pierre depuis un an. Il vint à Londres, je le sondai conjointement avec M. Green, auquel il s'adressa d'abord, et je trouvai une pierre de 16 à 18 lignes de diamètre, ovale, aplatie et mobile dans l'organe. En quatre applications de trois à quatre minutes du *percuteur courbe*, cette pierre fut détruite.

Troisième observation. — M. J. de Londres, âgé de 48 ans, avait la pierre depuis quatre années, ou du moins il en ressentait les symptômes depuis ce temps. Le cathétérisme m'ayant fait reconnaître deux pierres ovalaires de 14 à 16 lignes de diamètre, d'acide urique, lisses, j'employai le *percuteur courbe*, avec lequel je les détruisis en six applications de trois à quatre minutes.

Quatrième observation. — M. Gee, âgé de 68 ans, ayant la pierre depuis huit ou dix années, s'adressa à un chirurgien de Londres, qui tenta de lui pratiquer la *lithotritie* avec le *perce-pierre* de MM. Leroy et Civiale, mais la pierre ne fut pas prise par l'instrument. Le malade, fatigué par ces essais infructueux, vint me trouver. J'attendis un mois à peu près pour que l'organe se rétablît, et pour qu'un catharre considérable diminuât, et j'appliquai le *percuteur courbe*. En six applications de trois à quatre minutes, une pierre lisse, ovalaire, d'acide urique et de 20 lignes à peu près de diamètre, fut pulvérisée et rendue avec les urines.

Cinquième observation. — M. Olliver, de Little-Hampton, âgé de 63 ans, ressentait les symptômes de la pierre depuis quatre années. Je fus appelé auprès de lui par MM. Candy et Dodd, ses chirurgiens. Ce malade avait une pierre lisse, ovalaire, d'acide urique, de 20 à 24 lignes de diamètre à peu près. En sept applications du *percuteur* et deux applications du *brise-coque* ce malade fut guéri.

Sixième observation. — M. Goodwin de Londres, âgé de 66 ans, avait eu la pierre trois ans avant qu'il vînt me consulter. Il fut taillé par M. Brodie qui le guérit. Un an après que la taille avait été pratiquée il ressentit de nouveaux symptômes de pierre, et voulut se soumettre à la lithotripsie. Il appela un chirurgien de Londres qui s'occupe de *lithotritie*. Le *perce-pierre* de MM. Leroy et Civiale fut introduit, mais sans succès; malgré deux tentatives pendant chacune desquelles l'instrument resta trois quarts d'heure dans la vessie, la pierre ne fut ni prise, ni attaquée. M. Goodwin me consulta, et en quatre applications du *percuteur* il fut guéri devant M. Brodie qui me l'avait recommandé.

Septième observation. — M. Wells, âgé de 48 ans, demeurant à soixante milles de Londres, et atteint de la pierre depuis quatre années à peu près, vint me trouver. Le cathétérisme m'indiqua une grande pierre ovalaire de 20 à 24 lignes de diamètre. Malgré un catharre considérable, je procédai à l'opération, et en cinq applications du *percuteur* et une du *brise-coque* le malade fut débarrassé de sa pierre.

Huitième observation. — Enfin, M. Fitz-Gérald, président du collége de Carlow, âgé de 62 ans, ressentait les douleurs de la pierre depuis six années, lorsqu'il consulta M. Crampton de Dublin, chirurgien-général d'Irlande, qui me l'envoya. Je pratiquai le cathétérisme, et je reconnus une pierre énorme, bien que cependant assez mobile. Cette pierre me parut ovale, très-alongée, placée dans la vessie transversalement. La sensibilité était excessive. En sept applications du *percuteur courbe* cette pierre fut pulvérisée, et le malade fut complètement guéri.

Ces guérisons ont été obtenues devant sir Astley Cooper, sir Anthony Carlisle, et MM. Brodie, Copeland, Law, Aston Key, Hutchinson, North, Green, White, Hamilton, Vincent, Hume, Travers, Samuel Cooper, etc., etc., tous chirurgiens des hôpitaux et membres des principales académies de Londres.

Une heureuse circonstance me permit de rendre

M. Magendie témoin de l'application de cet instrument.

Tels sont les faits qui peuvent, dès à présent, faire prendre à mon *percuteur courbe* son rang dans la science.

Si on consulte ces faits dans leurs détails, si on examine attentivement ce nouvel instrument, et si on le soumet à des épreuves, on arrivera, je pense, aux conclusions suivantes :

1° La lithotripsie, sous le rapport du système mis en usage, a fait un grand pas vers sa perfection, puisque j'ai démontré par le fait, que le système le plus rapide pour pulvériser les pierres est applicable dans la vessie d'un malade.

2° La lithotripsie ne doit plus compter les grandes pierres plates et ovalaires parmi les cas absolument réfractaires, puisque la démonstration et le fait chirurgical lui-même prouvent que ces grandes pierres peuvent être prises et pulvérisées dans l'organe avec rapidité et facilité au moyen du *percuteur courbe*. En effet je présente à l'Académie les fragmens de pierre recueillis dans le cas de M. Wells, fragmens qui remplissent une boîte ronde de 21 lignes de diamètre et de 11 lignes de hauteur. Voici également un plâtre représentant approximativement la pierre de M. Fitz-Gérald. J'ai formé cette pierre en mesurant les fragmens obtenus dans un cylindre de fer-blanc, et en façonnant un cylindre de cire du même diamètre que l'intérieur du cylindre de fer-blanc en pierre ovalaire; connaissant au moyen de mon instrument le petit diamètre de la pierre, il m'a été facile d'en établir la forme approximative. Cette pierre ovalaire, qui est d'un très considérable volume, a dans sa petite circonférence 4 pouces 1/2, dans sa moyenne circonférence 7 pouces, et dans sa grande circonférence 7 pouces 5 lignes.

Si l'on considère que dans ce cas j'ai appliqué seulement sept fois l'instrument, et que chaque application n'a pas duré plus de 4 à 5 minutes, on conclura que le total du temps employé a été de 28 à 35 minutes. Or certaines opérations de taille, dans le cas de pierres volumineuses, ont duré plus long-temps.

3° La lithotripsie n'exige plus des séances prolongées, puisque dans tous les cas où j'ai employé mon *percuteur courbe*, les séances ont duré de 3 à 5 minutes, ce qui permet d'établir qu'en général les applications durent 4 minutes. Il suffit d'ailleurs d'examiner l'instrument pour s'apercevoir qu'il ne peut en être autrement, puisque sous le rapport de l'action de prendre, on l'ouvre et on le ferme 60 fois dans une minute sans se presser, et que sous le rapport de la pulvérisation, cette action a toute l'instantanéité d'un coup de marteau.

4° La lithotripsie ne compte plus maintenant parmi les cas réfractaires ceux où l'instrument droit ne peut entrer, puisque le *percuteur à marteau* est courbe.

5° La lithotripsie ne demande plus, même dans les cas de pierres volumineuses, des applications trop fréquentes, puisque les faits que je présente prouvent que des pierres volumineuses ont été pulvérisées dans 5, 6, 7 et 8 applications, et que la démonstration prouverait que cela est possible et facile.

6° La lithotripsie peut être appliquée avec succès dans les cas de maladies de la vessie, puisque MM. Rogers, Goodwin, Gee et Wells avaient des catharres considérables.

7° La lithotripsie étant devenue une opération plus prompte, qui demande des opérations moins fréquentes des instrumens, qui n'exige plus des manœuvres longues et douloureuses, elle sera plus rarement suivie de ces maladies de la vessie qui suivaient la pulvérisation de la pierre exécutée par des moyens trop lents ou défectueux sous d'autres rapports.

8° La lithotripsie ne compte plus parmi les cas réfractaires ceux où la pierre ne se trouve pas dans l'axe d'un instrument droit, puisque dans les cas de M. Kikeley et de M. Goodwin, quoique la pierre fût petite, l'opération avec le *perce-pierre* n'avait pas réussi, parce que les calculs se trouvaient dans les parties latérales de la vessie et ne se plaçaient jamais dans le milieu de l'organe, seule place où le *perce-pierre* peut prendre.

9° La lithotripsie peut être suivie de succès au moyen du *percuteur courbe* dans le cas de développement du lobe moyen de la prostate, puisqu'on a vu que dans le cas de M. K... l'opération qui n'avait pas été possible au moyen du *perce-*

pierre, attendu que cet instrument prenait l'excroissance charnue au lieu de prendre la pierre, a été exécutée avec le *percuteur.*

10° Le *percuteur courbe* peut, dans le cas de pierres moyennes et petites, être appliqué avec succès quand le *perce-pierre* échoue, puisque sur les huit cas présentés, il en est deux que d'autres chirurgiens essayèrent vainement de guérir avec ce dernier instrument, et un dans lequel j'échouai moi-même.

11° La contraction considérable de la vessie autour de la pierre n'est plus une contre-indication absolue au broiement, puisque le *percuteur courbe* jouit de deux propriétés qui sont de nature à surmonter les difficultés qui naissent de cette disposition. En effet, 1° il distend l'organe sans le blesser, 2° et il exige très peu de place pour se développer.

12° La lithotripsie ne sera plus rendue impossible par l'extrême petitesse de quelques vessies épaisses, puisque *le percuteur* est susceptible de s'ouvrir très peu comme beaucoup, et nonobstant cela, être toujours convenablement disposé pour prendre les pierres.

13° La lithotripsie sera beaucoup moins pénible sous le rapport de l'expulsion des fragmens, puisque l'expérience prouve que les fragmens qui résultent de l'action du *percuteur courbe* affectent une forme beaucoup plus avantageuse à leur sortie, et qu'ils sont d'ailleurs généralement fort petits.

14° Enfin, les faits que je présente prouvent que la percussion s'exécute dans l'intérieur de la vessie sans aucun danger, puisqu'il est constaté que pendant l'action du marteau, le malade n'éprouve absolument aucune sensation pénible. En effet, la démonstration prouve que l'instrument tenu immobile et inébranlable au moyen du *point-fixe*, ne communique à la main appuyée contre l'instrument aucune vibration.

Telles sont les conclusions principales auxquelles donne lieu mon nouvel instrument et le nouveau système qu'il représente. Peut-être sont-elles d'une importance assez grande pour que ce travail fixe l'attention de l'Académie et provoque l'intérêt qu'elle a promis à l'auteur d'un moyen lithotriptique *entièrement neuf*. Or, je crois être autorisé à penser que celui que je propose n'a aucune analogie avec ceux qui ont été imaginés jusqu'à présent, qu'il ouvre à la science une route nouvelle et qu'il est éminemment progressif, puisqu'il rallie à la lithotripsie les cas nombreux, qui, avant l'invention du *percuteur*, étaient réfractaires au broiement, et qu'il double au moins les chances heureuses des malades placés dans les conditions qu'on regarde comme favorables à l'application de cette méthode.

LITHOTRIPSIE.

DE LA LITHOTRIPSIE PAR PERCUSSION.

SECOND MÉMOIRE SUR LA DESTRUCTION DES PIERRES VÉSICALES PAR LE SYSTÈME DE LA PERCUSSION.

Septembre 1832.

MESSIEURS,

Depuis le premier Mémoire que j'ai eu l'honneur de présenter à l'Académie sur mon nouveau système de lithotripsie, beaucoup d'objections ont été faites à ce système. En effet, soumettre dans la vessie humaine une pierre dure et quelquefois volumineuse à la percussion d'un marteau est un sujet assez neuf et assez inattendu pour que même les esprits raisonnables n'accueillent pas avec légèreté une manière d'opérer si opposée à ce qui a déjà été fait en lithotripsie, et si loin surtout de ce que l'on supposait possible.

Cependant, depuis ce premier Mémoire, l'expérience est venue apporter de nouvelles preuves à l'appui de ce système, et ce sont ces preuves nouvelles que je viens ajouter à celles que j'ai déjà présentées à l'Académie.

Quoique des guérisons telles que je les présente, c'est-à-dire, aussi bien constatées, doivent être d'un grand poids aux yeux de l'Académie, je ne veux pas cependant me retrancher derrière le fait pour prouver le peu fondement de ces objections. Je crois devoir, au contraire, les combattre et les détruire avec soin, afin que mon nouveau système de lithotripsie ne reste pas exposé à leur influence, et qu'il paraisse aux yeux des chirurgiens entouré de tous ses avantages. Répondre d'ailleurs à toutes ces objections m'obligera à quelques développemens qu'il ne m'a pas été permis de comprendre dans mon premier Mémoire, qui n'avait pour objet que de faire connaître simplement que la percussion était applicable aux malades atteints de la pierre.

Je commence par exposer les nouveaux faits que je puis apporter à l'appui de ce système; car, précédant les raisonnemens, ils ajouteront à l'importance des déductions logiques tout le poids d'une chose démontrée par l'expérience.

Neuvième observation. — M. Brame, sous-chérif à Ipswich, atteint de gravelle depuis 13 années, éprouva en 1826 une attaque de néphrite aiguë, qui fut suivie de l'évacuation par l'urètre d'un grand nombre de gravelles; mais toutes les gravelles qui descendaient des reins ne furent pas évacuées, car le malade ressentit depuis lors tous les symptômes qui caractérisent la présence de la pierre dans la vessie.

M. Brame resta dans cet état jusqu'au mois de mai 1832, époque à laquelle il se décida à venir à Londres pour consulter M. Brodie, qui, ayant reconnu la présence d'une pierre, me fit l'honneur de me recommander ce malade.

Le cathétérisme méthodique me fit reconnaître une sensibilité extrême des organes urinaires, un canal d'une largeur modérée, mais étroit à son ouverture extérieure et très contractile; la vessie assez grande, mais le bas-fond très rétréci surtout dans le moment de la contraction; la pierre, du volume d'une grosse noix, était mobile, aplatie et lisse.

En cinq applications du *percuteur*, cette pierre fut réduite en poudre et en morceaux assez petits pour être évacués avec facilité avec les urines.

M. Brodie et sir David Barri assistèrent aux opérations pratiquées sur M. Brame.

Dixième observation. — M. Matthie, âgé de 63 ans, attaché à la compagnie des Indes Orientales, après avoir senti pendant douze ans des douleurs aux reins qui dégénérèrent quelquefois en néphrite aiguë, et éprouvé les syptômes de la pierre, s'apercevant que ces symptômes augmentaient, consulta M. Green, chirurgien de l'hôpital de St.-Thomas, qui, sans sonder ce malade, lui dit qu'il y avait une pierre dans sa vessie et voulut bien me l'adresser.

Le cathétérisme méthodique me fit reconnaître un urètre étroit, surtout dans toute la partie antérieure, une vessie d'une sensibilité modérée et assez dilatable. La pierre était volumineuse, elle était ovalaire, d'un pouce à peu près d'épaisseur et de 18 à 20 lignes dans son long diamètre. Elle était rugueuse et lourde, et quoiqu'elle fût resserrée par les parois de la partie inférieure de la vessie, je pouvais cependant la faire basculer. Les urines déposaient une grande quantité de matière catharrale mucoso-purulente.

En six applications du *percuteur* cette pierre volumineuse fut évacuée. La quantité de détritus qui fut recueillie remplit exactement une boîte ronde de 4 pouces de circonférence et de 14 lignes de hauteur.

M. Green fut présent à toutes les opérations que que je fis sur M. Matthie et constata la guérison par le cathétérisme, et M. Rose, le médecin ordinaire du malade, en vit la première.

Onzième observation. — Le général M...., âgé de 59 ans, éprouvait les symptômes de la pierre depuis un an, lorsque, ces symptômes s'accroissant, il consulta M. Brodie, qui trouva dans la vessie de ce malade une pierre qu'il tenta d'extraire avec le forceps de sir Astley Cooper, mais ne pouvant réussir à en opérer l'extraction, il eut la bonté de me recommander ce malade. Je le guéris en une application du *percuteur*.

La pierre avait 8 à 10 lignes dans son grand diamètre, et était formée d'acide urique.

M. Brodie fut présent à cette opération.

Douzième observation. — Dans le mois d'avril 1832, sir Richard Dobson, chirurgien en chef de l'hôpital des marins, à Greenwich, m'écrivit pour me demander si je voulais opérer par la lithotripsie un calculeux qui était dans son hôpital. Je me rendis de suite à l'invitation de ce chirurgien, qui me présenta Charles Sellars, simple marin, âgé de 43 ans, d'une bonne constitution, quoique cependant pléthorique.

Le cathétérisme méthodique me fit reconnaître un canal suffisamment large, une vessie assez dilatable par l'injection, une sensibilité modérée. La pierre placée sous le col, était peu mobile. Enfoncée dans une cavité très profonde, je ne pouvais la sentir qu'en renversant le bec de la sonde *recto-curviligne*.

En trois applications du *percuteur*, de trois minutes chaque, ce malade fut parfaitement guéri.

Cette opération fut faite publiquement, à l'hôpital de Greenwich, devant un grand nombre de médecins, et sir Richard Dobson en a lui-même rédigé l'observation qui se trouve dans la Lancette anglaise.

Treizième observation. — M. Walter, âgé de 62 ans, avait éprouvé depuis dix ou douze ans les symptômes de pierre dans la vessie; il avait eu à différentes reprises des douleurs très vives aux reins. Pendant les deux dernières années, avant qu'il ne se soit adressé à moi, la sévérité des symptômes s'était beaucoup accrue, et la vessie était devenue beaucoup plus irritable. Le sondage me fit découvrir une pierre que je jugeai être très volumineuse, et je recommandai au malade de se soumettre à la *lithotripsie*.

La première opération fut faite par le baron Heurteloup, au mois d'août 1831, il y a près de deux ans, avec le *percuteur*. La pierre fut saisie de suite et brisée à coups de marteau. Le malade rendit une quantité considérable de détritus après cette opération. Il ne parut pas en ressentir du mal; elle dura de 3 à 4 minutes. Deux autres opérations furent pratiquées, auxquelles je n'assistai pas. Après la troisième, cependant, la vessie devint plus irritable, la douleur fut plus vive, et le dépôt muqueux plus considérable. Les symptômes persistèrent et empêchèrent la continuation de l'opération, et au bout de quelque temps, le malade mourut.

L'autopsie fut faite, et en mettant à découvert l'état maladif et désorganisé des organes urinaires, elle donna lieu de supposer que le malade n'aurait pas survécu longtemps, quand même on n'eût rien fait dans l'espoir de le soulager. Les reins, qui avaient trois ou quatre fois leur volume naturel, étaient complètement désorganisés, et sécrétaient une quantité de matière purulente fétide, qui s'écoulait le long des urétères, tombait dans la vessie, et était déposée en grande quantité par les urines pendant la vie du malade. Les urétères étaient très dilatés. La vessie contenait une portion de pierre qui formait, aussi près que possible, la moitié d'une pierre ovalaire et dure d'acide urique, presque aussi grande qu'un œuf de poule. Il y avait aussi quelques petits fragmens, de manière que, au moyen des trois courtes opérations qui furent faites, la pierre, toute dure et volumineuse qu'elle était, se trouva réduite au point de permettre au malade d'en évacuer presque la moitié. Ce cas, donc, quoiqu'un insuccès, fournit une preuve de la puissance du *percuteur*, et de l'efficacité de son action sur des pierres volumineuses.

Signé ASTLEY COOPER.

Ce 11 juillet 1833.

Bien loin de regarder ce cas comme capable de déparer la collection des opérations heureuses que je présente, je la regarde comme prouvant plus que toutes les autres en faveur de l'action du percuteur sur la pierre. En effet la pierre de M. Walter que sir A. Cooper a conservée a cinq pouces et demi de circonférence et près d'un pouce d'épaisseur ; elle est ovale, d'acide urique, dure. Eh bien! en trois applications du percuteur, cette pierre énorme a été rompue et près de la moitié avait été évacuée. En examinant les restes de cette pierre, on voit évidemment qu'il fallait moins de temps pour achever de la pulvériser qu'il n'en avait fallu pour la mettre dans l'état où elle a été trouvée.

Je ne prétends pas dire que l'opération n'a été pour rien dans la mort du malade, je ferai seulement observer qu'il était dans de bien mauvaises conditions, lorsque je l'ai opéré. On voit cependant que l'opinion de sir A. Cooper est que les lésions que présentaient les reins étaient suffisantes pour produire la mort.

Dans le cas cependant où l'on pencherait à accuser l'opération, je ferai remarquer que si des applications d'instrumens, qui n'ont duré que trois à quatre minutes chaque, et conséquemment pendant lesquelles l'organe n'a pas été fatigué, ont pu déterminer la mort d'un malade, les applications du perce-pierre qui sont pénibles et qui durent quelquefois 20 à 30 minutes, doivent causer bien plus souvent ce funeste accident.

Quatorzième observation — M. Jones, de Londres, âgé de 59 ans, d'une bonne constitution, après avoir éprouvé les douleurs de la pierre pendant deux années, s'adressa à un chirurgien de Londres qui s'occupe de lithotritie. Ce chirurgien essaya de le guérir avec le *perce-pierre* de MM. Leroy et Civiale, mais sans succès. Une première application de cet instrument produisit une inflammation de la vessie qui dura environ 8 mois, en passant insensiblement de l'état aigu à l'état chronique. Neuf mois après ce premier essai, M. Jones se soumit à une seconde application du *perce-pierre*, qui fut employé sans plus de succès. Enfin, après deux mois de nouvelles souffrances, ce malade, d'après l'avis de son chirurgien, M. Chesterman, vint me consulter.

Le cathétérisme recto-curviligne me fit reconnaître un urètre assez large, une vessie excessivement contractile, d'une grande sensibilité et présentant si peu d'espace dans son bas-fond, qu'il ne permettait pas plus d'un pouce de jeu à l'instrument. La pierre était située latéralement et comme enclavée ; elle était arrondie, assez inégale, rendant un son mat, et paraissant avoir 15 à 16 lignes de diamètre.

En trois applications du *percuteur*, faites devant M. Chesterman, applications qui ne durèrent que le temps ordinaire, cette pierre, que n'avait pu même saisir le *perce-pierre* de MM. Leroy et Civiale, fut entièrement pulvérisée et évacuée.

QUINZIÈME OBSERVATION — Dans le mois d'avril M. Alinson, chirurgien à Woolwich, m'écrivit qu'un de ses malades, auquel il avait pratiqué le cathétérisme, avait une pierre dans la vessie, et me pria de lui indiquer le jour où il pourrait venir me le présenter, pour que je l'opérasse par la lithotripsie.

Ce jour indiqué, M. Allinson vint chez moi, accompagné de son malade, M. Bloomfield, âgé de 61 ans, petit, presque caduc et sans énergie morale. Ce malade n'éprouvait que depuis quelques mois les sensations qui indiquent la présence de la pierre dans la vessie; cependant les souffrances étaient vives, la vessie contractée, et les urines étaient catharrales. Les envies d'uriner étaient fréquentes, et souvent il y avait impossibilité absolue de vider la vessie.

Jugeant, d'après le peu de temps que durait la maladie, que la pierre était peu volumineuse, et étant confirmé dans cette opinion par la nature des symptômes, qui indiquaient que la pierre par sa petitesse s'introduisait dans le col de l'organe et produisait ainsi les douleurs extrêmes que ressentait le malade, je jugeai convenable de négliger tous les soins et les examens préparatifs, et de le débarrasser immédiatement.

En effet, aussitôt qu'un *percuteur* peu volumineux fut introduit, je saisis une petite pierre de six à sept lignes de diamètre et je la pulvérisai. Cette opération qui dura un instant, soulagea immédiatement M. Bloomfield, qui s'en retourna guéri; car, outre que la plus grande partie de la pierre fut extraite par l'instrument, dans les cuillers duquel elle resta, il rendit presque immédiatement le reste du détritus. Depuis M. Bloomfield n'a plus éprouvé de symptômes fâcheux.

Seizième observation. — Il y a trois ans, dans le commencement de mon séjour à Londres, M. Spencer, de Chatham, âgé de 61 ans, me fut présenté par M. White, chirurgien de l'hôpital de Westminster, pour être soumis à la lithotripsie. Ce malade avait dans la vessie plusieurs petites pierres que j'entrepris de détruire avec le *perce-pierre*, et que je parvins à guérir après sept applications de cet instrument. M. Spencer resta deux ans et demi tout à fait exempt de douleurs, lorsqu'il y a huit mois, après avoir éprouvé quelques sensations pénibles à la région des reins, il recommença à sentir les mêmes symptômes qu'il avait éprouvés. D'abord il supposa que ces douleurs cesseraient naturellement, ou en prenant des calmans; mais voyant qu'elles persistaient, il vint me trouver à Londres, pour se soumettre à un nouvel examen et à une nouvelle opération, si cela était nécessaire.

Je pratiquai le cathétérisme méthodique et rencontrai, aussitôt que la sonde fut introduite, une pierre unique d'un volume médiocre, roulante, rendant un son mat. Les organes, qui lors de la première opération étaient dans un état déplorable, étaient revenus à leur état normal; la vessie était facilement dilatable, la sensibilité était modérée, et enfin M. Spencer présentait toutes les chances favorables pour être facilement et promptement débarrassé par le nouveau procédé.

En effet, en une seule application du *percuteur*, de six minutes à peu près, je pulvérisai entièrement cette pierre dont le détritus évacué était au moins aussi considérable que celui qui fut obtenu dans les sept applications du *perce-pierre*. Il est vrai cependant de dire que M. Spencer était dans un état infiniment plus favorable lors de la seconde opération que lors de la première.

Dix-septième observation. — M. Shepley de Londres, âgé de 59 ans, observa après une journée de chasse, qu'il rendait du sang avec les urines, qui sortaient avec difficulté de la vessie. S'apercevant que cette difficulté s'accompagnait d'une sensation pénible quand il marchait, il consulta M. le docteur Prout, qui, jugeant que ces symptômes étaient causés par la pierre, appela M. Brodie en consultation.

M. Brodie pratiqua le cathétérisme, et ayant reconnu la présence d'une pierre dans la vessie de ce malade, il me fit l'honneur, conjointement avec M. Prout, de me confier ce malade.

En deux applications du *percuteur* M. Shepley fut guéri, malgré une sensibilité extrême, un catharre considérable de la vessie et une prostate énorme.

M. le docteur Prout et M. Brodie furent présens à tout ce qui fut fait à M. Shepley.

Dix-huitième observation. — M. Barber, peintre à Nottingham, âgé de 61 ans, éprouvait depuis un an à peu près des symptômes de pierre assez légers pour n'y pas faire attention, lorsque, passant à Northampton, il fut pris d'un violent paroxysme de ces douleurs, qui l'engagea à prendre l'avis de M. Carr, chirurgien de cette ville. M. Carr, soupçonnant qu'il y avait une pierre dans la vessie, lui conseilla de se rendre à Londres pour consulter M. le docteur Prout, qui appela M. Brodie en consultation. M. Brodie reconnut de suite l'existence d'une pierre et eut la bonté de m'envoyer le malade.

M. Barber, se trouvant dans les plus belles conditions pour être guéri par la lithotripsie, je l'opérai immédiatement. En deux courtes applications du *percuteur* sa pierre fut complètement évacuée.

MM. Howship, Lawrence, White, Brooke, Tarral et le docteur Bright furent présens à cette opération.

Maintenant permettez-moi, Messieurs, de passer en revue les différentes objections qui ont été faites à la *percussion* envisagée comme système, et au *percuteur.*

Ces objections peuvent se réduire au nombre de dix. On a dit :

1° Que le *percuteur* pouvait se rompre dans la vessie du malade;

2° Que les branches pouvaient s'écarter l'une de l'autre et conséquemment empêcher de retirer facilement l'instrument;

3° Que pendant que la percussion était opérée, il pouvait vibrer et causer de la douleur;

4° Que pendant cette percussion les fragmens de pierre pouvaient être lancés contre les parois de la vessie et la blesser;

5° Que l'instrument ne pouvait pas prendre la pierre;

6° Que sa courbure ne le rendait pas absolument nécessaire, puisque les instrumens droits suffisent toujours;

7° Qu'il ne pouvait être employé que dans le cas de petites pierres friables;

8° Qu'il ne faisait que des fragmens et pas de poudre, ce qui rendait l'évacuation du détritus moins facile;

9° Que pendant son usage, le chirurgien pouvait blesser la vessie;

10° Que le percuteur exigeait pour être mis en usage l'emploi du lit *rectangle* et du *point-fixe*.

C'est à ces objections que je dois essayer de répondre; en les combattant l'une après l'autre, je serai méthodique, et je resterai conséquemment clair et concis.

1° L'instrument peut-il se rompre dans la vessie du malade?

J'ai pris plusieurs instrumens, je les ai mis dans le *point-fixe* de mon *lit rectangle*, et malgré tous mes efforts pour les rompre avec le marteau, jamais je n'y suis parvenu. Ce n'est que lorsque j'ai pris un marteau d'un poids considérable que je suis parvenu à faire écarter les branches; cet écart, cependant, n'a pu être produit que lorsque j'ai interposé entre les branches un corps non susceptible d'être rompu, comme du bois ou de l'acier. Toutes les fois que j'ai interposé une pierre vésicale, elle *a été immédiatement rompue, quelque dure et quelque volumineuse qu'elle fût*. J'ai prié plusieurs personnes d'essayer de rompre l'instrument; mais aucune n'a réussi à faire qu'une de ses parties se séparât des *pièces principales*. Cette expérience prouve donc qu'il est impossible de laisser dans la vessie d'un malade une portion de mon *percuteur courbe*, puisque, avec la volonté de produire cette séparation en percutant, il est impossible d'y parvenir lorsque l'on expérimente en dehors de la vessie. On trouvera cela tout simple si l'on considère qu'aucune partie de l'instrument n'étant trempée, il ne peut se rompre par l'effet de la simple percussion, et que si un dérangement est possible, il ne peut s'effectuer que par un ploiement dans le métal; mais comme ce ploiement serait un inconvénient grave, voyons comment je l'ai rendu impossible.

2° Les branches du *percuteur* peuvent-elles se ployer et s'écarter l'une de l'autre et conséquemment empêcher de retirer l'instrument?

Oui sans doute, cet écart peut avoir lieu, si, comme dans l'expérience précédente, on prend un marteau hors de proportion avec la résistance de l'instrument: mais comme je n'emploie pour opérer que des instrumens qui ont été essayés *avec des marteaux deux fois plus pesans que celui qui me sert pendant l'opération*, on concevra que, n'ayant pas dans la main un poids suffisant pour produire l'écartement indiqué, cet écartement n'est pas à craindre, par la raison que, avec la volonté de l'obtenir, je ne le pourrais pas. Peut-être m'objectera-t-on que, dans l'un des premiers essais que je fis de la percussion sur un malade, cet écartement des branches est arrivé: mais je réponds à cela que je ne suis pas venu à la connaissance des propriétés et des nombreux détails que nécessite *une bonne construction* de mon instrument courbe sans l'avoir beaucoup étudié, et que je n'ai pas dû commencer par le faire parfait. Cela explique pourquoi dans ce premier essai les branches s'écartèrent ; mais alors je n'étais pas instruit; je percutais avec un marteau trop fort, et l'instrument lui-même était mal construit, et ne ressemblait nullement à ceux que je mets maintenant en usage. La preuve en est, que je pulvérise avec le *percuteur* des pierres vésicales très volumineuses et très dures, et cela sans que les branches de l'instrument faiblissent. Depuis deux années j'ai continuellement travaillé à équilibrer la force dans les pièces qui composent mon *percuteur*, car cet instrument ayant un volume donné que l'on ne peut dépasser (3 lignes 1/2 à 4 lignes de diamètre), c'est dans cet équilibre que consiste sa force. J'ai construit pour faire ces études un nombre considérable de modèles; j'ai fait de 120 à 130 instrumens différens pour connaître quelle est la construction qui réunirait le plus de force à la plus grande facilité dans les manœuvres pour saisir les pierres (1). Ce n'est que par les changemens successifs qui m'ont été suggérés par ces essais et ces expériences que je suis arrivé au point de perfection suffisant. J'ai étudié

(1) Il faut en effet que ces instrumens soient construits comme les modèles auxquels j'ai travaillé si long-temps pour qu'ils soient effectifs, et qu'ils ne deviennent pas dangereux sous le rapport de la *force* et de la *forme*. C'est pour cela que je me suis chargé d'en faire construire, sous mes yeux, pour tous les hôpitaux de l'Angleterre, ainsi que tout ce qui a rapport à mon opération. Sans cette précaution, mon procédé tomberait par suite des mauvaises imitations que l'on fait de mes combinaisons.

la force de résistance de tous ces instrumens comparativement, sous le rapport de leur construction, de leur diamètre, du corps à pulvériser, et enfin je les ai soumis tous à la percussion de marteaux de différentes pesanteurs, de différens leviers et de différentes formes; j'ai étudié l'action des marteaux à manches solides et élastiques; j'ai enfin étudié sur des pierres véritables l'effet comparatif des percussions lentes ou vives, fortes ou faibles; j'ai vu que cette partie de l'opération, qui semble si facile et si vulgaire, présentait ses motifs d'étude. Si l'on se rappelle avec quelle facilité *l'homme habitué* sépare de larges écailles d'un morceau de silex, et si l'on se rappelle aussi que l'homme le plus adroit, mais qui n'a pas d'habitude s'épuise en vains efforts pour en détacher la moindre parcelle, on me comprendra. Ainsi, je prouve l'impossibilité d'écarter les branches du *percuteur*: 1° par la perfection de l'instrument sous le rapport de sa construction; 2° par l'impuissance où me met la légèreté du marteau avec lequel je percute; 3° par la connaissance que j'ai acquise, et que chaque chirurgien acquerra facilement par l'exercice et l'étude du mode de percussion à employer pour rompre et pulvériser avec facilité des pierres qui, par leur volume et leur densité, résisteraient à une percussion non méthodique. Ainsi les branches du *percuteur courbe* ne peuvent pas s'écarter l'une de l'autre et empêcher de retirer l'instrument. A l'appui de ce raisonnement je pourrais ajouter que j'opère journellement avec cet instrument et que jamais les branches ne s'écartent.

3° Pendant que la percussion s'opère, l'instrument peut-il vibrer et causer de la douleur au malade?

Quand on a pensé à faire cette objection on s'est abandonné à la série des idées naturelles que l'on doit se faire d'une opération qui consiste à porter dans la vessie l'effet que doivent produire les coups quelquefois très forts d'un marteau. J'avoue même que, si je n'étais pas l'auteur du procédé, ce serait un des argumens que je lui opposerais; aussi n'ai-je pas été étonné lorsque l'on m'a objecté la possibilité, non seulement d'une telle vibration, mais encore la possibilité d'un mouvement de totalité de l'instrument pendant que la percussion s'opérait. J'ai fait à ce sujet, devant MM. les membres de la commission nommée par l'Institut, des expériences qui ont été d'autant plus convaincantes, qu'elles ont été faites comparativement avec des instrumens à *usure progressive*, tel, par exemple, que le *perce-pierre*(1). Peut-être sera-t-on étonné quand on apprendra que ce dernier instrument, auquel on supposait la propriété d'user la pierre presque sans qu'aucun mouvement lui fût imprimé, faisait trembler l'eau et la vessie du cadavre sur lequel on expérimentait (2),

---

(1) Ces expériences ont fait saillir l'immense supériorité du percuteur.

(2) Il faut remarquer que l'expérience dont je parle a été faite par M. le docteur Leroy (d'Etiolle), qui se servait de mon *lit rectangle* et de mon *point-fixe*. Quand on emploie un chevalet tenu par un aide le tremblemen test prodigieux.

tandis que les coups de marteau, frappés avec force sur le *percuteur*, ne produisaient aucun mouvement. Or, si on y réfléchit bien, on verra qu'un tel phénomène est tout simple, et l'on comprendra qu'un instrument à *usure progressive* ne pouvant détruire la pierre qu'au moyen d'une rotation imprimée par un archet, cette rotation ainsi obtenue produit dans tout l'instrument un mouvement *latéral* nécessaire, qui se transmet à l'organe dans lequel on opère. Par la percussion, au contraire, le mouvement se passe directement d'avant en arrière, suivant la longueur de l'instrument, qui ne tremble pas, puisque aucun mouvement *latéral* ne lui est imprimé. Si le *percuteur* pouvait remuer pendant la percussion, ce ne pourrait être que par un mouvement de totalité; or ce mouvement est rendu impossible par le *coin* interposé entre la pièce courbe qui forme mon *point fixe* (voyez la planche), et la lèvre correspondante de la mortaise dans laquelle joue cette pièce de métal. Si à ce raisonnement j'ajoute que pendant la percussion jamais aucun malade n'a donné le moindre signe qu'il souffrît, et qu'au contraire ce temps de l'opération est considéré par eux comme un moment de repos, j'en aurai assez dit, je pense, pour prouver que le *percuteur* ne remue pas pendant que la percussion s'opère. Du reste, j'ai fait acquérir à MM. les membres de la commission nommée par l'Institut la preuve de ce repos absolu. Ils ont constaté ce fait en mettant la main en contact avec la partie de l'instrument où s'opère la destruction de la pierre. On s'aperçoit aussitôt que cette partie (où devrait se passer le mouvement, s'il s'en produisait) est tout-à-fait immobile, et ne fait éprouver à la main aucune sensation désagréable. Or, si la main, en contact direct avec l'instrument n'éprouve pas de sensation pénible, comment la vessie en éprouverait-elle, puisque, remplie d'eau, ses parois ne touchent jamais la partie du *percuteur* où s'opère la destruction du calcul.

4° Pendant que la percussion s'exécute, les fragmens de pierre peuvent-ils être lancés contre les parois de la vessie, et blesser cet organe?

Comme je viens de le dire, la vessie étant remplie d'eau pendant que la percussion s'opère, ce serait une raison de croire que cette objection est chimérique, parce qu'il est physique qu'un corps lancé à travers ce liquide jouit bien peu de la propriété de contondre le corps placé de l'autre côté du liquide. Comme il est bien peu de personnes qui n'aient essayé de frapper un corps placé sous l'eau et ne se soient aperçus que les efforts les plus grands ont peu d'effet, je n'insisterai pas pour prouver que, lors même que les fragmens de pierre seraient lancés par l'effet de la percussion, ces corps ne pourraient nullement être dangereux pour la vessie. Je me borne donc simplement à dire que des fragmens de pierre ne *sont pas lancés par l'instrument* pendant que la percussion s'opère et que conséquemment cette objection de la lésion possible de la vessie tombe naturellement, par le fait seul qu'on ne peut voir un effet sans cause. Du reste j'ai spécialement dirigé mon attention vers ce point et j'ai prouvé à MM. les commissaires, qu'en percutant sur des pierres très-sèches et très-dures, et conséquemment très-susceptibles de produire l'effet supposé, que les fragmens de ces pierres tombaient presque perpendiculairement et n'avaient presque d'autre impulsion que celle qui leur était donnée par les simples lois de la pesanteur; j'ai prouvé que ces fragmens n'étaient légèrement projetés que lorsque je percutais de premier abord très-fortement par des coups redoublés, et que je ne préparais pas les parties de la pierre à se dissoudre par des coups de marteau ménagés et répétés (1). Or, quand j'opère, je ne percute jamais de la première manière, et je percute toujours de la seconde. L'objection en question n'est donc pas sérieuse.

5°. Est-il vrai que le percuteur courbe à marteau ne puisse pas saisir la pierre, ou ne la prenne que difficilement?

Je ne sais vraiment pas comment répondre à cette objection, si ce n'est en suivant l'exemple

---

(1) Ce sont les instrumens à écrasement qui lancent les fragmens au loin. Mettez une pierre dans l'instrument de M. Jacobson, pour peu qu'elle soit sèche et dure et volumineuse, les fragmens sauteront avec une force surprenante; cela est tout simple; puisque la pierre ne se rompt que lorsqu'il y a assez de force amassée dans l'instrument, il faut bien qu'il y ait une sorte de déflagration. Par la percussion il n'en est pas de même, les parties du calcul s'ébranlent, se désunissent peu à peu, et tombent par suite d'une espèce de démolissement.

de ce philosophe qui, pour prouver le mouvement, marchait. Depuis que l'on s'occupe de lithotripsie, il est resté dans l'esprit de certaines personnes qu'un instrument qui n'a que deux branches ne pouvait pas saisir les pierres convenablement pour les pulvériser, et cependant depuis longtemps j'ai prouvé par le fait, en faisant usage du *brise-coque*, qu'un instrument à deux branches prenait mieux les pierres plates et ovalaires, que des instrumens dans la composition desquels il entrait un nombre plus considérable de branches. Si on considère que les calculs plats et ovalaires, forme qu'affectent ordinairement les pierres vésicales, présentent deux plans, on supposera facilement qu'un instrument qui appuie sur chacun de ces plans une surface aplatie, sera le mieux disposé pour saisir et retenir ces sortes de pierres. Mon percuteur, auquel on a aussi adressé le reproche de ne pas les saisir, est justement une nouvelle preuve que les instrumens bi-branches sont ceux qui saisissent les pierres le plus rapidement, les retiennent le plus solidement, qui exigent pour arriver à ce but le moins de recherches et de manœuvres, et sont conséquemment les moins fatigantes pour l'organe. Le plus simple examen prouve en effet que le percuteur saisit avec la rapidité de la main; qu'il retient la pierre avec force, et ne la laisse pas échapper quand on se met en devoir de la briser. J'ai aussi prouvé par des expériences faites sur le cadavre qu'il fonctionnait aussi bien dans une vessie que dehors, et enfin jamais aucun des nombreux chirurgiens qui ont assisté à mes opérations ne m'ont vu introduire l'instrument sans prendre instantanément la pierre, objet de mes attaques. Outre cela, l'expérience prouve déjà que non-seulement le percuteur courbe prend facilement les pierres, mais qu'il les prend dans des cas où le *perce-pierre* n'a pas réussi à s'en rendre maître. J'ai déjà publié quatre cas qui prouvent l'existence de ce fait. L'objection à laquelle je réponds n'est donc pas fondée.

6° Est-il vrai que le *percuteur courbe* ne soit pas nécessaire à cause de sa courbure, parce que les instrumens droits suffisent toujours?

Lors même que les instrumens droits pourraient être toujours facilement introduits, ce ne serait pas une raison pour dire que le *percuteur courbe* ne serait pas nécessaire, car l'introduction d'un instrument dans la vessie n'est pas la seule chose à exécuter dans l'acte de pratiquer la lithotripsie; il faut encore que la pierre soit prise facilement, que la pulvérisation en soit faite avec rapidité, le tout sans fatiguer l'organe. C'est spécialement pour cela que le *percuteur courbe* a été imaginé, et c'est à ce résultat qu'il fait arriver un chirurgien habitué à son usage. Sa courbure d'ailleurs n'est qu'une propriété secondaire, mais qui devient bien importante lorsque les instrumens droits ne peuvent pas effectivement être introduits, ou qu'ils ne peuvent l'être qu'avec difficulté et conséquemment avec douleur. Contester qu'il n'y ait des cas semblables, ce serait avouer que l'on n'a pas d'expérience, car ces cas sont bien loin d'être rares. J'en ai déjà vu 8 ou 10, parmi lesquels il en est que je n'ai pu guérir, attendu que je n'avais pas alors d'instrument courbe. Au nombre des malades qui font le sujet des observations qui précèdent, il en est un qui ne pouvait absolument pas recevoir de sonde droite. Sans le *percuteur courbe* je n'eusse pas pu le guérir, la courbure de cet instrument réunie à son action sur la pierre est donc une acquisition précieuse pour la science.

7° Le *percuteur courbe* ne peut-il être employé que dans le cas de petites pierres friables?

Cette objection ne peut être faite que par les personnes, ou qui jugent de prime abord sans avoir essayé, et qui ne conçoivent pas que l'on puisse pulvériser dans la vessie une pierre à coups de marteau, si elle n'est pas molle et petite; ou par celles qui ont expérimenté avec des instrumens vicieux. Lorsque j'ai expérimenté devant les commissaires avec les instrumens que j'ai présentés à l'Académie, j'ai prouvé que l'on pouvait pulvériser avec la plus grande facilité des pierres énormes, d'une densité extrême, densité qui était accrue par une dessication prolongée. Ces pierres m'avaient été données avec obligeance par M. le docteur Souberbielle, qui les avait extraites par la taille un grand nombre d'années auparavant. Du reste on sait que dans les cas de calculs volumineux sphériques, qui sont les seules pierres qui peuvent opposer une grande résistance à l'action du *percuteur*, je commence par les excaver au moyen de mon *appareil évideur à forceps*. Réduites à l'état de coques épaisses, elles sont facilement détruites par le *percuteur*.

8° Le *percuteur courbe* ne fait-il que des fragmens et pas de poudre, et l'évacuation du détritus de la pierre est-elle conséquemment moins facile?

Cette objection est spécieuse, car on est plus disposé à supposer qu'un instrument à *usure progressive* fera plus de poudre qu'un instrument à percussion; mais elle est, de même que les autres, anéantie par l'expérience. Outre qu'il n'est pas démontré que le but de la lithotripsie soit de réduire les pierres en une poudre impalpable qui a le désavantage de s'attacher aux parois de la vessie, j'ai prouvé, par des expériences comparatives sur le cadavre, que l'action du *percuteur* produisait incomparablement plus de poudre grossière, qui est la meilleure poudre à produire, que l'action d'un instrument à usure progressive. On trouvera cette circonstance toute naturelle quand on réfléchira que, percutant un fragment jusqu'à ce que les deux branches de l'instrument soient tout-à-fait rapprochées, il s'ensuit que non-seulement le fragment est écrasé, mais qu'une partie de sa substance sort de chaque côté des branches sous forme de bouillie, qui, desséchée, prend un aspect pulvérulent. Quant aux fragmens, ils sont en général moins nombreux, plus petits et plus réguliers que ceux qui résultent de l'action de tout autre instrument. Cela dépend de ce que la percussion a pour résultat de disjoindre toutes les couches d'une pierre, et de faire tomber dans la vessie ces couches qui, bientôt reprises par l'instrument, tendent à se fracturer en portions cubiques. Cette disposition des fragmens à prendre la forme cubique tient à la manière dont les sels qui forment les calculs cristallisent: avec un instrument à *usure progressive*, un *perce-pierre*, par exemple, on sent qu'il n'en est pas de même, et que les fragmens qui résultent de l'action de la fraise, qui fait des trous à arrêtes vives, ne peuvent qu'être irréguliers et tranchans.

9° Pendant son usage, le chirurgien peut-il blesser la vessie?

Je ne puis répondre à cette question qu'en me retranchant derrière les faits, et en disant que jamais je n'ai blessé la vessie d'un malade dans près de deux cents à deux cent cinquante applications de cet instrument. Cependant je puis ajouter que plus un instrument est simple et moins il présente de chances pour blesser l'organe dans lequel il agit, car plus il est facile au chirurgien d'analyser ses sensations. Il est d'ailleurs suffisant d'examiner un *percuteur bien construit*, et surtout de suivre ses mouvemens pendant la manœuvre, pour s'assurer que de tous les instrumens qui servent à la lithotripsie, c'est celui qui présente le plus de garantie sous ce rapport. Du reste je renvoie à ce sujet aux certificats qu'on trouvera dans le troisième mémoire.

10° De ce que le percuteur demande l'usage

d'un lit particulier et d'un point fixe, s'ensuit-il que ce soit un défaut?

Il est évident que si l'on pouvait guérir par les autres moyens lithotriptiques connus les malades qui peuvent être traités avec succès par le *percuteur*, aidé du *lit rectangle* et du *point-fixe*, il serait avantageux de ne pas avoir besoin de ces deux auxiliaires; mais comme non seulement cela n'est pas, mais que les cas qui peuvent être traités avec succès par l'un ou l'autre des instrumens lithotripteurs connus, le sont avec infiniment plus d'avantages quand on ne néglige pas de se servir du *lit rectangle*, qui fournit l'avantage de permettre au chirurgien et au malade d'être placés commodément, il s'ensuit que le reproche en question ne peut pas être admis. Je sais que des chirurgiens trouvent possible de ne pas employer ces auxiliaires dans quelques cas faciles et simples, mais j'aime mieux employer tous les moyens qui peuvent faire réussir mes opérations.

On ne connaît d'ailleurs que trois instrumens dont l'usage peut ne pas nécessiter le *lit* et le *point-fixe*, c'est le *perce-pierre*, mon *brise-coque*, et l'instrument de M. Jacobson. Or ces instrumens ne peuvent que pulvériser des petites pierres, et le *percuteur* est spécialement destiné à rompre et à pulvériser les pierres volumineuses : il n'est donc pas étonnant que je prenne plus de précautions en raison de la difficulté du cas.

Tels sont les faits et les raisonnemens que je trouve à opposer aux observations qui ont été faites à mon nouveau système de lithotripsie. J'aurais pu donner aux uns et aux autres plus d'étendue, mais je crois en avoir assez dit pour prouver que ces objections n'ont rien de fondé. La lithotripsie par percussion, et l'instrument qui en rendra l'application possible aux malades, resteront donc, aux yeux des membres de l'Académie, entourés de tous les avantages que j'avais indiqués dans mon premier mémoire; et j'espère qu'ils admettront que, si je suis parvenu à déployer dans un instrument toute la promptitude et la dextérité de la main pour prendre les pierres dans la vessie humaine, et à développer sans danger dans cet organe la force la plus brute, la plus immédiate et la plus instantanée, je suis arrivé à un résultat qui certes était inattendu, et que j'ai résolu le problème dont l'Institut demande la solution depuis un assez grand nombre d'années. Ils admettront aussi que, si j'ai pu produire ce double effet en me renfermant dans la plus extrême simplicité, j'aurai ajouté à l'avantage matériel de faire des opérations promptes et sans danger, l'avantage peut-être aussi grand de mettre à la portée de tous un moyen chirurgical qui semblait devoir rester l'apanage de quelques adeptes.

Certes, ce dernier résultat n'est pas le moins important de ceux auxquels mes travaux m'ont fait arriver; et c'est aussi celui sur lequel je compte le plus pour me faire obtenir les suffrages de l'Académie.

LITHOTRIPSIE.

DE LA LITHOTRIPSIE PAR PERCUSSION.

TROISIÈME MÉMOIRE SUR LA DESTRUCTION DES PIERRES VÉSICALES PAR LE SYSTÈME DE LA PERCUSSION.

Juillet 1833.

Messieurs,

Je croyais dans mes précédens mémoires avoir suffisamment prouvé l'utilité de mon nouveau système de lithotripsie, lorsque de nouveaux faits, plus nombreux que ceux que j'ai déjà eu l'honneur de vous présenter, m'ont déterminé à appeler encore une fois votre attention sur ce système.

J'ai puisé dans les nouveaux faits que contiendra ce troisième et dernier mémoire la conviction que non-seulement la *percussion* et le *percuteur courbe* soumettent à la puissance du chirurgien un nombre considérable de cas de pierre auxquels aucun autre moyen lithotriptique connu ne serait applicable, mais encore, qu'il est bien probable que la partie de la lithotripsie qui consiste à pulvériser la pierre est arrivée, au moyen de ce système et de l'instrument qui le représente, à un point de perfection qu'il est bien difficile, et peut-être vous-même, messieurs, direz-vous impossible, de surpasser. C'est du moins ce que je vais essayer de démontrer par le raisonnement, que j'appuierai sur des faits chirurgicaux bien constatés.

Je pourrais commencer par placer ici, comme

élément de conviction, les nouvelles opérations faites depuis mon dernier voyage à Paris, et m'appuyer sur la rapidité avec laquelle les guérisons ont été obtenues, malgré la difficulté présentée par quelques-uns de ces cas; mais comme je ne crois pas, que de citer un grand nombre de faits, soit une preuve nécessaire de l'excellence d'une méthode, je laisse pour la fin de ce mémoire les nouvelles observations que je puis vous présenter; je les réserve pour assurer dans votre esprit l'idée favorable que je vais essayer d'y faire naître en faveur du *système de la percussion.*

Depuis que l'on s'occupe de juger les instrumens de lithotripsie, on n'a jamais eu une idée parfaite de la bonté respective de chacun d'eux, parce qu'on a voulu juger leurs propriétés en masse, et qu'on n'a pas assez analysé ces propriétés pour les juger séparément. Certes, si l'on eût suivi cette voie d'analyse pour faire concevoir aux chirurgiens ce qu'ils étaient en droit d'attendre de chacun des moyens qu'on leur présentait, ils auraient certainement de la lithotripsie une idée plus nette et plus claire. C'est donc en analysant et en constatant séparément les propriétés du *percuteur* que je vais faire mieux connaître les avantages qu'il présente.

Le bon sens veut d'abord qu'un instrument de lithotripsie, pour être bon, présente sept propriétés.

1° Sa forme et son volume doivent se prêter à ce qu'il soit introduit dans la vessie avec facilité;

2° Il doit se prêter à ce que, une fois introduit dans la vessie, la pierre ou les fragmens *puissent être saisis immédiatement;*

3° Que toujours la pierre ou le fragment saisi soit pulvérisé instantanément, et que jamais *l'action de l'instrument ne soit illusoire;*

4° Que le chirurgien puisse toujours juger, par la sortie d'une quantité plus ou moins considérable de poudre et de fragmens, que cette pierre ou ces fragmens ont été pulvérisés;

5° Que toujours l'instrument se ferme exactement lorsque le chirurgien veut le retirer, et qu'aucune partie du détritus ne le rende plus volumineux quand il sort, *ou ne fasse en dehors des branches une saillie capable de blesser le canal;*

6° Que pendant l'action de l'instrument sur la pierre le malade ne ressente aucune douleur;

7° Enfin, il faut que l'instrument soit disposé de manière à ce que jamais le chirurgien ne blesse la vessie pendant les manœuvres pour prendre la pierre ou les fragmens.

Certes, si chacune de ces propriétés était parfaitement développée dans le *percuteur*, il ne pourrait être qu'un instrument bien près de la perfection. Or c'est ce que je vais essayer de prouver en produisant les attestations des chirurgiens qui m'ont vu pratiquer des *opérations publiques*, et auxquels j'ai demandé de constater séparément chacune des propriétés du *percuteur*.

J'ai opéré et guéri *publiquement* deux malades à l'hôpital de Nottingham.

J'ai opéré et guéri *publiquement* deux malades à l'hôpital de Derby.

J'ai opéré et guéri *publiquement* deux malades à l'hôpital de Greenwich.

J'ai opéré et guéri *publiquement* deux malades à l'hôpital de Saint-Bartholomée, à Londres.

Enfin, parmi les malades particuliers que j'ai opérés et guéris, il en est dix que M. Brodie, dont il n'est pas besoin de faire sentir la haute position, surtout comme chirurgien, a bien voulu me confier.

Or, voilà les attestations que les chirurgiens de ces hôpitaux et M. Brodie m'ont permis de publier :

« Nous, médecins et chirurgiens, qui avons assisté aux opérations de lithotripsie pratiquées par M. le docteur Heurteloup publiquement, au moyen de l'instrument qu'il a appelé *percuteur courbe à marteau*, nous affirmons :

« 1° Que nous avons *toujours* vu introduire cet instrument dans la vessie des malades *instantanément et sans aucune hésitation*.

« Les médecins et chirurgiens de l'hôpital de Derby,

Signé : Thomas Bent, m. d. ; William Barker, m. d. ; Richard Godwin, m. r. c. s. ; John Wright, m. r. c. s. ; Douglas Fox, m. r. c. s.

« Les médecins et chirurgiens de l'hôpital de Nottingham,

Signé : R. Hutchinson, m. d. ; Mitchell Davidson, m. d. ; John Attenburrow, m. r. c. s. ; William Wright, m. r. c. s. ; Henry Oldknow, m. r. c. s.

« Les médecins et chirurgiens de l'hôpital des marins, à Greenwich,

Signé : W. Beatty, m. d.; W. Gladstone, m. d.;
R. Dobson, chirurgien;
J. Doneville,
J. Gilchrist,
W. Watt,
J. Syme,
A. Paterson,
} chirurgiens assistans;
Drayton, pharmacien.

« Les médecins et chirurgiens de l'hôpital de Saint-Bartholomée,

Signé : P. M. Latham, m. d.; C. Hüe, m. d.; J. P. Vincent, m. r. c. s.; Henry Earle, m. r. c. s.

« Le chirurgien de l'hôpital Saint-Georges,

Signé : B. C. Brodie.

« 2° Que *toujours*, l'instrument étant introduit, la pierre ou les fragmens ont été saisis *instantanément et sans aucune hésitation.*

« Les médecins et chirurgiens de l'hôpital de Derby,

Signé : Thomas Bent, m. d.; William Barker, m. d.; Richard Godwin, m. r. c. s.; John Wright, m. r. c. s.; Douglas Fox, m. r. c. s.

« Les médecins et chirurgiens de l'hôpital de Nottingham,

Signé : R. Hutchinson, m. d.; Mitchell Davidson, m. d.; John Attenburrow, m. r. c. s.; William Wright, m. r. c. s.; Henry Oldknow, m. r. c. s.

« Les médecins et chirurgiens de l'hôpital des marins, à Greenwich,

Signé : W. Beatty, m. d.; W. Gladstone, m. d.;
Dobson, chirurgien;
J. Doneville,
J. Gilchrist,
W. Watt,
J. Syme,
A. Paterson,
} chirurgiens assistans;
Drayton, pharmacien.

« Les médecins et chirurgiens de l'hôpital de Saint-Bartholomée, à Londres,

Signé : P. M. Latham, m. d.; C. Hüe, m. d.; J. P. Vincent, m. r. c. s.; Henry Earle, m. r. c. s. (1).

« Le chirurgien de l'hôpital Saint-Georges,

Signé : B. C. Brodie.

« 3° Que *toujours* la pierre ou le fragment saisi a été pulvérisé immédiatement par le marteau, et que jamais nous ne nous sommes aperçus que son action fût illusoire, c'est-à-dire que la pierre ou le fragment ne fût plus ou moins pulvérisé.

« Les médecins et chirurgiens de l'hôpital de Derby,

Signé : Thomas Bent, m. d.; William Barker, m. d.; Richard Godwin, m. r. c. s.; John Wright, m. r. c. s.; Douglas Fox, m. r. c. s.

---

(1) Une seule fois dans cet hôpital la pierre glissa en dehors des branches de l'instrument pendant la percussion. Bien que cette pierre fût cependant attaquée puisqu'une quantité assez considérable de fragmens fut évacuée, je dois publier la remarque que MM. les chirurgiens de l'hôpital Saint-Bartholomée firent de cette circonstance. La pierre en question était très volumineuse et présentait une surface lisse comme de la porcelaine, surtout vers son milieu. Il a fallu que je fisse faire pour rompre cette pierre, un instrument différemment armé que les autres. Cette observation des chirurgiens de l'hôpital Saint-Bartholomée, prouve avec quelle circonspection ils m'ont délivré leur certificat.

« Les médecins et chirurgiens de l'hôpital de Nottingham,

Signé : R. Hutchinson, m. d. ; Mitchell Davidson, m. d. ; John Attenburrow, m. r. c. s. ; William Wright, m. r. c. s. ; Henry Oldknow, m. r. c. s.

« Les médecins et chirurgiens de l'hôpital des marins, à Greenwich,

Signé : W. Beatty, m. d. ; W. Gladstone, m. d. ;
R. Dobson, chirurgien ;
J. Doneville,
J. Gilchrist,
W. Watt,
J. Syme,
A. Paterson,
} chirurgiens assistans ;
Drayton, pharmacien.

« Les médecins et chirurgiens de l'hôpital de Saint-Bartholomée, à Londres,

Signé : P. M. Latham, m. d. ; C. Hüe, m. d. ; J. P. Vincent, m. r. c. s. ; Henry Earle, m. r. c. s.

« Le chirurgien de l'hôpital Saint-Georges,

Signé : B. C. Brodie.

« 4° Que *toujours* les applications que nous avons vu faire de cet instrument ont été suivies de l'expulsion d'une quantité plus ou moins considérable de poudre et de fragmens, ce qui constatait l'action constante de cet instrument.

« Les médecins et chirurgiens de l'hôpital de Derby,

Signé : Thomas Bent, m. d. ; William Barker, m. d. ; Richard Godwin, m. r. c. s. ; John Wright, m. r. c. s. ; Douglas Fox, m. r. c. s.

« Les médecins et chirurgiens de l'hôpital de Nottingham,

Signé : R. Hutchinson, m. d.; Mitchell Davidson, m. d.; John Attenburrow, m. r. c. s.; William Wright, m. r. c. s.; Henry Oldknow, m. r. c. s.

« Les médecins et chirurgiens de l'hôpital des marins, à Greenwich,

Signé : W. Beatty, m. d.; W. Gladstone, m. d.; R. Dobson, chirurgien;
J. Doneville,
J. Gilchrist,
W. Watt,
J. Syme,
A. Paterson, } chirurgiens assistans;
Drayton, pharmacien.

« Les médecins et chirurgiens de l'hôpital de Saint-Bartholomée, à Londres,

Signé : P. M. Latham, m. d.; C. Hüe, m. d.; J. P. Vincent, m. r. c. s.; Henry Earle, m. r. c. s.

« Le chirurgien de l'hôpital Saint-Georges,

Signé : B. C. Brodie.

« 5º Que *toujours* nous avons vu cet instrument sortir avec autant de facilité qu'il était entré, ce qui prouvait qu'il conservait absolument le même calibre en sortant qu'en entrant, et que conséquemment il se fermait exactement.

« Les médecins et chirurgiens de l'hôpital de Derby,

Signé : Thomas Bent, m. d.; William Barker, m. d.; Richard Godwin, m. r. c. s.; John Wright, m. r. c. s.; Douglas Fox, m. r. c. s.

« Les médecins et chirurgiens de l'hôpital de Nottingham,

Signé : R. Hutchinson, m. d.; Mitchell Davidson, m. d.; John Attenburrow, m. r. c. s.; William Wright, m. r. c. s.; Henry Oldknow, m. r. c. s.

« Les médecins et chirurgiens de l'hôpital des marins, à Greenwich,

Signé : W. Beatty, m. d.; W. Gladstone, m. d.;
R. Dobson, chirurgien;
J. Doneville,
J. Gilchrist,
W. Watt,
J. Syme,
A. Paterson, } chirurgiens assistans;
Drayton, pharmacien.

« Les médecins et chirurgiens de l'hôpital de Saint-Bartholomée, à Londres,

Signé : P. M. Latham, m. d.; C. Hüe, m. d.; J. P. Vincent, m. r. c. s.; Henry Earle, m. r. c. s.

« Le chirurgien de l'hôpital Saint-Georges,

Signé : B. C. Brodie.

« 6° Que *jamais*, pendant que la percussion s'opérait, nous n'avons aperçu que le malade souffrît, ce qui d'ailleurs ne peut avoir lieu, puisque l'instrument n'éprouve aucun mouvement pendant les percussions les plus fortes.

« Les médecins et chirurgiens de l'hôpital de Derby,

Signé : Thomas Bent, m. d.; William Barker, m. d.; Richard Godwin, m. r. c. s.; John Wright, m. r. c. s.; Douglas Fox, m. r. c. s.

« Les médecins et chirurgiens de l'hôpital de Nottingham,

Signé : R. Hutchinson, m. d.; Mitchell Davidson, m. d.; John Attenburrow, m. r. c. s.; William Wright, m. r. c. s.; Henry Oldknow, m. r. c. s.

« Les médecins et chirurgiens de l'hôpital des marins, à Greenwich,

Signé : W. Beatty, m. d.; W. Gladstone, m. d.;
R. Dobson, chirurgien;
J. Doneville,
J. Gilchrist,
W. Watt,
J. Syme,
A. Paterson,
} chirurgiens assistans;
Drayton, pharmacien.

« Les médecins et chirurgiens de l'hôpital de Saint-Bartholomée, à Londres,

Signé : P. M. Latham, m. d.; C. Hüe, m. d.; J. P. Vincent, m. r. c. s.; Henry Earle, m. r. c. s.

« Le chirurgien de l'hôpital Saint-Georges,

Signé : B. C. Brodie.

« 7° Que *jamais* nous n'avons vu l'instrument contenir à sa sortie aucune partie de la membrane intérieure de la vessie, et que nous n'avons vu l'eau quelquefois teinte de sang que dans les cas de mollesse extrême de la membrane muqueuse.

« Les médecins et chirurgiens de l'hôpital de Derby,

Signé : Thomas Bent, m. d.; William Barker, m. d.; Richard Godwin, m. r. c. s.; John Wright, m. r. c. s.; Douglas Fox, m. r. c. s.

« Les médecins et chirurgiens de l'hôpital de Nottingham,

Signé : R. Hutchinson, m. d.; Mitchell Davidson, m. d.; John Attenburrow, m. r. c. s.; William Wright, m. r. c. s.; Henry Oldknow, m. r. c. s.

« Les médecins et chirurgiens de l'hôpital des marins, à Greenwich,

Signé : W. Beatty, m. d.; W. Gladstone, m. d.;
R. Dobson, chirurgien;
J. Doneville,
J. Gilchrist,
W. Watt,
J. Syme,
A. Paterson, } chirurgiens assistans;
Drayton, pharmacien.

« Les médecins et chirurgiens de l'hôpital de Saint-Bartholomée, à Londres,

Signé : P. M. Latham, m. d.; C. Hüe, m. d.; J. P. Vincent, m. r. c. s.; Henry Earle, m. r. c. s.

« Le chirurgien de l'hôpital Saint-Georges,

Signé : B. C. Brodie (*a*).

(*a*) Lorsque j'ai présenté le certificat à M. Brodie, ce célèbre chirurgien, dans lequel j'ai toujours trouvé l'assistance la plus libérale pour me faire obtenir des succès, a eu la bonté de me dire que non seulement il en signerait tous les paragraphes, mais que, pour que l'on vît bien qu'il avait réfléchi à chacun des articles en les signant, il voulait écrire le certificat de sa main : c'est ce qu'il a fait. Mais comme, sans altérer le sens, il a changé les expressions que je lui proposais d'employer, je publie la traduction littérale du certificat de M. Brodie, avec la note qu'il a bien voulu y ajouter, et dans laquelle il exprime son opinion personnelle sur le *percuteur*. L'original de ce certificat est déposé avec tous les autres au secrétariat de l'Institut.

Je publie également le certificat de MM. les chirurgiens de l'hôpital de

Maintenant, Messieurs, si vous me permettez d'argumenter d'après des attestations aussi authentiques et aussi positives, et qui seront d'un

---

Greenwich, qui ont aussi jugé à propos de faire quelques changemens à ma rédaction, probablement, comme on va le voir, pour rendre leur attestation encore plus favorable au *percuteur*. Ce dernier certificat est aussi écrit en entier par sir Richard Dobson.

CERTIFICAT DE M. BRODIE.

Moi, soussigné, ayant recommandé plusieurs malades aux soins de M. Heurteloup, et l'ayant vu faire plusieurs opérations avec l'instrument qu'il a appelé *percuteur courbe à marteau*, certifie :

1° Qu'il a toujours introduit l'instrument dans la vessie avec la plus grande facilité ;

2° Que l'instrument étant introduit, il a toujours saisi la pierre ou les fragmens sans la plus petite difficulté ou délai ;

3° Que toujours les pierres ainsi saisies étaient immédiatement et complètement écrasées par les coups de marteau ;

4° Que les fragmens ont toujours été expulsés de la vessie immédiatement après l'opération ;

5° Que l'instrument a été retiré de la vessie avec autant de facilité qu'il a été introduit ;

6° Que les malades n'ont pas paru éprouver de la douleur pendant le brisement de la pierre par les coups de marteau ;

7° Que jamais je n'ai vu des portions de la membrane muqueuse de la vessie retirées avec l'instrument ;

8° Que l'opération n'a en général produit aucune hémorrhagie, et que lorsqu'il y en a eu, cela n'a été que très peu de chose.

En un mot, je ne puis que regarder l'opération, telle que M. Heurteloup la pratique avec son nouvel instrument, que comme rendant l'opération beaucoup plus parfaite qu'elle ne l'était avant (as a very great improvement on the operation as it was practised formerly).

(Signé) : B. C. BRODIE,

Chirurgien du roi et de l'hôpital St.-Georges.

CERTIFICAT DES MÉDECINS ET CHIRURGIENS DE L'HÔPITAL ROYAL DE GREENWICH.

Nous, soussignés, officiers médicaux de l'hôpital royal de Greenwich, grand poids aux yeux de ceux qui connaissent combien les Anglais attachent d'importance à de telles attestations, je dirai :

Si le *percuteur* s'introduit dans la vessie avec la plus grande facilité, il est bon sous ce rapport; s'il saisit la pierre immédiatement, il est bon sous ce rapport; s'il pulvérise instantanément, il est bon sous ce rapport; si toujours les fragmens sont

---

ayant vu M. Heurteloup pratiquer publiquement l'opération de la lithotripsie, à cet hôpital, avec l'instrument qu'il a nommé *percuteur courbe à marteau*, certifions :

1° Que M. Heurteloup a toujours introduit l'instrument dans la vessie immédiatement et avec autant de facilité qu'une sonde ;

2° Que l'instrument étant introduit, la pierre fut immédiatement prise et brisée par les coups du marteau ;

3° Qu'une quantité plus ou moins grande de fragmens a toujours été rendue après que l'instrument a été retiré ;

4° Que l'instrument a toujours été retiré avec autant de facilité qu'il a été introduit ;

5° Que le malade n'a jamais donné de signes de douleur pendant l'action du marteau, aussi ne doit-il pas en éprouver, car l'instrument se trouve placé au milieu de la vessie, qui est distendue avec de l'eau, et est immobile pendant la percussion ;

6° Que la vessie ne reçoit aucune atteinte de l'instrument (that the bladder is perfectly uninjured by the instrument).

Nous donnons ce certificat, convaincus de la sûreté et de l'efficacité de l'instrument, et en admiration des talens et de la dextérité de M. Heurteloup.

Donné à l'hôpital royal de Greenwich, ce 28 juin 1833.

Signé : W. Beatty, m. d. ; W. Gladstone, m. d. ;
R. Dobson, chirurgien ;
J. Doneville,
J. Gilchrist,
W. Watt,
J. Syme,
A. Paterson, } chirurgiens assistans ;
P. Drayton, pharmacien.

évacués par le malade après son application, il est bon sous ce rapport; s'il se ferme toujours exactement, il est bon sous ce rapport; si pendant son application le malade ne ressent aucune douleur, il est bon sous ce rapport; et enfin, si l'instrument ne blesse jamais la vessie, il est encore bon sous ce rapport.

Or, si toutes les propriétés qu'il doit avoir sont développées à ce degré de perfection, cet instrument et le système qu'il représente doivent appeler à un haut degré l'attention de l'Institut.

Maintenant que j'ai prouvé, en faisant connaître de nombreux exemples de guérison, que l'instrument n'est pas seulement *théoriquement* bon, et que je viens de prouver qu'il supporte avec le plus grand avantage l'examen analytique de toutes ses propriétés, je passe à un point plus délicat, c'est-à-dire que j'entreprends de démontrer que la lithotripsie, sous le rapport de pulvériser les pierres, n'ira pas plus loin.

Comme je l'ai dit dans mon premier mémoire, il existe trois systèmes applicables à la pulvérisation mécanique des pierres : la *percussion*, qui est le plus rapide ; l'*écrasement*, qui vient après, et l'*usure progressive*, dont le nom seul indique la lenteur, et qui, dans l'état actuel de la science, se trouve exclue par ce seul fait et ne peut entrer comme élément dans un instrument dont la propriété principale doit être de pulvériser rapidement.

Il n'y a donc que le système d'écrasement qui

pourrait entrer en lutte de rapidité et de puissance avec le système de percussion. Or il est évident que dans la percussion, qui est une force *vive* qui ébranle la pierre, il est un principe de puissance qui n'existe pas dans l'écrasement, qui est une force *morte*, qui laisse à la pierre toute sa résistance, jusqu'à ce que cette résistance surmontée, le calcul cède. Dans la percussion on sent facilement qu'il n'est pas besoin d'ajouter dans l'instrument une force à une force pour le rendre effectif; dans l'écrasement c'est le contraire. Il faut donc qu'un instrument à écrasement soit plus chargé de métal qu'un instrument à percussion, pour être en état de supporter la tension où le mettent les tours successifs de l'écrou. Que fait-on quand on écrase une pierre avec un instrument établi sur ce principe d'écrasement? A chaque tour d'écrou on ajoute une force à une force, *et cette addition se fait dans l'instrument* jusqu'à ce que la pierre ou l'instrument se brise. Dans la percussion, au contraire, on ajoute bien une force à une autre force, mais l'addition ne se fait pas dans l'instrument, *elle se fait dans la pierre.* Le premier coup de marteau l'ébranle, le second coup l'ébranle encore, le troisième encore plus, et entre chaque coup l'instrument *se repose*. Dans l'écrasement, il est toujours *en action;* il faut pour ainsi dire le *saturer d'efforts* pour le rendre effectif. Il faut donc peu de force employée pour briser une pierre par la percussion, et beaucoup pour la briser par l'écrasement. La percussion est donc le meilleur système à employer, puisqu'il développe plus de puissance, et l'instrument qui permet de mettre en usage ce système est celui qu'il faut préférer.

Maintenant le *percuteur courbe* est-il le meilleur instrument pour mettre ce système en usage? Je vais essayer de prouver que oui.

Si l'on se rend compte de ce qu'est la percussion, et si l'on veut la définir, on dira, je crois, que de percuter une pierre consiste à mettre cette pierre sur un plan immobile et à rapprocher d'elle, avec vivacité, un plan mobile. En un mot, c'est comme je l'ai déjà écrit dans mon premier mémoire, mettre une pierre sur une table et la percuter avec un marteau.

Or, plus les plans seront larges et longs, plus la percussion sera effective.

Comme le *percuteur* est construit sur le principe de développer ces deux plans dans la vessie, il s'agit de savoir si ces plans peuvent être élargis ou alongés.

Ils ne peuvent pas être élargis, puisque leur largeur est déterminée par le diamètre du canal, et ils ne peuvent pas être alongés, parce que trop longs ils présenteraient le double inconvénient de perdre de leur force et de ne pouvoir être inclinés ni à droite ni à gauche, ce qui empêcherait les manœuvres nécessaires pour saisir les pierres.

Il suit de là que les plans que présente le *percuteur* ne pouvant être ni alongés ni élargis, l'instrument présente sous ce rapport la propriété de pulvériser autant qu'elle peut être développée.

Or, si la percussion est le système de pulvérisation le plus rapide; si ce système est d'autant plus effectif que les plans de l'instrument sont plus larges, et si le *percuteur courbe* présente des plans aussi étendus qu'il est possible d'en développer dans la vessie, on ne pourra donc pas appliquer à la pulvérisation des pierres un moyen plus énergique et plus efficace sous le rapport de l'action de pulvériser. Sous le rapport de l'action de prendre la pierre dans la vessie, j'ai prouvé qu'elle était instantanée, et elle doit l'être, puisque le mécanisme du *percuteur* est aussi simple, aussi rapide, et aussi soumis à la volonté du chirurgien que sa main.

Maintenant, Messieurs, permettez-moi, avant de vous présenter mes nouvelles observations, de vous donner quelques éclaircissemens sur les circonstances qui ont précédé l'invention de mon nouveau système de lithotripsie et du *percuteur courbe*. En même temps que ces éclaircissemens mettront dans toute son évidence le droit entier que j'ai de me dire l'inventeur du système et de l'instrument, il me donnera l'occasion de remettre sous vos yeux, dans un court exposé, la série des travaux qui m'ont occupé depuis dix ans.

En 1824 la lithotripsie ne consistait que dans l'emploi d'un instrument doué de la simple faculté de saisir des pierres d'un volume médiocre, et de faire dans ces pierres un simple trou à chaque fois que le chirurgien pouvait les prendre dans la vessie.

Cet instrument, bien que suffisant pour guérir avec assez de rapidité des malades qui n'avaient que de petites pierres sphériques, ne pouvait servir avec succès pour les malades qui avaient des pierres plus volumineuses qui nécessitaient trop de trous et conséquemment trop de manœuvres pour les saisir chaque fois.

Pour remédier à l'inconvénient d'être obligé de faire dans les pierres ce grand nombre de trous, j'imaginai d'abord un instrument avec lequel la pierre, une fois prise, était évidée comme un œuf dès la première attaque, de manière à ce que la coque finissant par tomber en morceaux dans l'organe, elle pût être détruite par l'instrument qu'on avait d'abord mis en usage, ou par tout autre convenablement disposé pour cet effet. Avec cet instrument j'excavais les pierres et j'en obtenais la rupture avec d'autant plus de facilité qu'elles étaient plus sphériques. Bientôt je m'aperçus que les coques qui résultaient de l'évidement étaient difficilement détruites, soit par l'instrument qui avait servi d'abord, soit par celui que j'avais imaginé. Cela m'engagea à construire pour atteindre cet important résultat un second instrument auquel je donnai le nom de *brise-coque*, et qui, au moyen de deux branches douées d'une grande force et facilement mobilisables, prenait ces fragmens plats et concaves et les écrasait avec la plus grande facilité.

Dès-lors, avec ces trois instrumens, l'originaire et les deux que j'avais imaginés, je pouvais détruire entièrement les petites pierres, je pouvais évider et quelquefois rompre les grosses pierres sphériques, et je pouvais rapidement pulvériser les fragmens.

Mais lorsque j'avais à rompre des pierres plates et ovalaires, qui sont en si grande proportion parmi les calculs humains, ou la coque d'une pierre sphérique et très dure que j'avais d'abord excavée, mais non rompue, ces moyens n'étaient pas suffisans.

Il fallut donc me livrer à de nouvelles recherches, dans lesquelles je fus aidé par l'expérience que j'avais acquise, et ces recherches me conduisirent à la découverte de la percussion et de l'instrument courbe.

Il y a maintenant six ans, opérant un malade *publiquement* à l'Hôtel-Dieu de Paris, avec mon instrument *évideur*, je m'aperçus, après avoir saisi une pierre et au moment de la détruire avec mon *perforateur*, que j'avais oublié d'y mettre une poulie. Ne pouvant faire jouer l'archet, il me vint dans l'idée que, puisque ma pierre était solidement maintenue par le *point-fixe*, je pourrais briser cette pierre en la frappant simplement avec la tige du *perforateur*. C'est ce que je fis : cette percussion opérée, j'ouvris les branches de la pince pour laisser tomber dans la vessie le détritus de la pierre, et je la retirai. Le lendemain le malade rendit une quantité de fragmens beaucoup plus considérable que ne me l'avait fait espérer une manœuvre aussi simple.

Telle est, Messieurs, la première idée que j'eus de la percussion.

Il y a trois ans, opérant *publiquement* un malade à l'hôpital militaire de Greenwich, et ayant inutilement employé mon instrument *évideur* pour rompre une pierre volumineuse et sphérique, je pensai que, puisque j'avais affaibli cette pierre par l'excavation, je pourrais la rompre avec un simple instrument à trois branches, en employant son foret à transmettre à la pierre le choc d'un marteau, au lieu de l'employer à faire un trou qui n'aurait servi à rien. Je fis donc faire un de ces instrumens auquel j'ajoutai une pièce accessoire que je nommai *un appui*, à cause de la propriété qu'elle a de soutenir le pavillon interne de l'instrument pendant la percussion.

Avec cet instrument ainsi disposé, je rompis la pierre, objet de mes attaques, mais je la rompis en faisant souffrir le malade; car cette pierre étant mal appuyée sur les crochets de la pince, chaque coup que je donnais était ressenti par l'organe. Il fallut donc avoir recours à une autre combinaison.

Voilà, Messieurs, le second fait qui me conduisit à penser à la percussion. Ce fait est capital, car il marque l'apparition de ce nouveau système dans la science.

Enfin il y a deux ans et demi, opérant avec le perce-pièce un révérend qui avait plusieurs petites pierres, je percutai avec un marteau sur le mandrin, au lieu de faire jouer l'archet, et je m'aperçus qu'outre que ce procédé est plus court et donnait moins de vibration que l'usure progressive au moyen de l'archet, il avait pour avantage de faire une poudre grossière au lieu d'une poudre fine, qui s'attache à la vessie et n'est pas évacuée avec facilité.

Ce troisième fait me fit penser plus que jamais à donner à la percussion, qui me parut dès-lors un système utilement applicable à la lithotripsie, un agent digne de le représenter; et c'est ce que j'entrepris.

D'abord, si les pierres sphériques volumineuses m'avaient paru en harmonie avec l'action d'un instrument destiné à les excaver, en cela que présentant des rayons égaux elles se prêtaient à l'action rotatoire d'un mandrin mis en action par un archet, les pierres plates et ovalaires, par la raison contraire, ne se prêtaient pas à l'action d'un tel système.

De même que les pierres sphériques m'avaient donné l'idée de profiter de leurs propriétés physiques pour les excaver, de même la forme aplatie et ovalaire des pierres me donna l'idée de leur appliquer le système de la percussion.

En effet, toute pierre plate ou ovalaire présente deux surfaces, et conséquemment le principe que je devais développer dans l'instrument pour les saisir et les retenir ne pouvait être que de lui opposer *deux plans*, plans que je ne pouvais obtenir qu'en donnant à l'instrument *deux branches*.

Mais si c'est la nécessité de saisir et de retenir les pierres plates et ovalaires qui m'a fait donner deux branches à l'instrument, c'est la nécessité de briser ces pierres par la percussion qui m'a fait donner à ces deux branches *une direction courbe.*

En effet, la percussion d'une pierre ne peut s'opérer qu'en mettant la pierre sur un plan immobile et en rapprochant d'elle avec force et vivacité un plan mobile.

Mais pour obtenir ce résultat dans la vessie, dans laquelle on ne peut parvenir qu'avec un instrument de 4 lignes et au-dessous, et d'une longueur suffisante pour parcourir l'urètre, il fallait nécessairement que ces plans *fussent perpendiculaires à l'axe du tube droit qui est nécessité par le canal.*

De là, nécessité absolue de donner à l'instrument une courbure.

Ainsi on voit que, par suite de mes observations antérieures, voulant développer dans mon instrument le système de la percussion, j'ai été porté nécessairement à lui donner deux branches et à les courber par des déductions logiques et non par suite de l'imitation d'autres instrumens, qui d'ailleurs n'ont jamais été faits dans le but de détruire une pierre dans la vessie par la percussion.

C'est sur ces principes, Messieurs, que j'ai construit mon *percuteur courbe à marteau.* Si vous l'examinez avec attention, vous verrez qu'il présente effectivement deux plans, qui sont, au moyen de sa courbure, perpendiculaires à l'axe de la partie droite qui parcourt l'urètre. C'est en rapprochant ces deux plans l'un de l'autre qu'une pierre ronde, aplatie ou ovalaire peut être saisie et retenue solidement; et c'est en les rapprochant au moyen de la force vive du marteau, que ces pierres se trouvent brisées avec la plus grande facilité, et en d'autant plus de fragmens que les plans ont plus de largeur.

Mais, Messieurs, vous devez concevoir que cet instrument, tout convenablement disposé que vous puissiez le supposer, ne serait d'aucune utilité si je n'avais pu mettre en usage deux de mes anciennes et peut-être de mes plus importantes inventions, je veux parler de mon *lit rectangle* sur lequel je place mes malades pendant l'opération, et du moyen particulier que j'emploie pour donner à l'instrument une fixité sans laquelle toute percussion est impossible.

J'ai dit que j'avais disposé mon percuteur courbe pour qu'il me présentât un plan immobile et un plan mobile: eh bien, c'est au moyen du *point-fixe* qui est sur la partie antérieure de mon lit que je donne au segment postérieur de la courbure cette immobilité absolue et nécessaire; c'est ce point fixe qui me permet d'employer contre ces pierres le système et l'instrument nouveaux, qui font le sujet de ces mémoires.

Telles sont, Messieurs, les dernières considérations sur lesquelles je désirais fixer votre attention relativement à mon nouveau système de lithotripsie. Je désire vous les avoir présentées avec assez de clarté pour que ce système, qui est accueilli avec un grand intérêt par les chirurgiens anglais, reçoive de vous une approbation qui ne peut que lui donner de l'impulsion en France et conséquemment engager la chirurgie à le mettre en usage.

Comme je me l'étais proposé, je finis ce mémoire par la relation des nouveaux succès que j'ai obtenus, non pour vous donner une conviction que, je l'espère, vous avez déjà, mais pour ajouter, aux déductions théoriques que je viens de vous exposer, le complément indispensable de faits pratiques.

DIX-NEUVIÈME OBSERVATION *rédigée par le chirurgien du malade* (1).

M. Foster, âgé de 64 ans, d'une haute stature, demeurant à East-Shafton Morpeth, d'une bonne constitution, ayant été pendant toute sa vie presque exempt de maladies, vint me consulter il y a douze ans pour une difficulté qu'il éprouvait à rendre ses urines. Un examen soigneux me fit découvrir un rétrécissement de l'urètre que je cherchai à enlever par un traitement approprié. Ce rétrécissement était très prononcé, et admettait avec peine les plus petites bougies n° 1. Il avait environ un pouce d'éten-

(1) Il y a vingt jours à peu près, je reçus à Londres, par un de mes amis, l'avis imprimé que la commission nommée par l'Institut pour examiner les travaux présentés pour le concours du prix Monthyon, avait déjà émis son opinion sur ceux relatifs à la lithotripsie. Je m'occupai aussitôt de rassembler mes matériaux, et je me mis à faire mon troisième mémoire et à traduire les observations rédigées par les chirurgiens des malades que j'avais opérés. J'ai dû faire cela fort vite, et conséquemment assez mal. Je me recommande donc à l'indulgence de mes lecteurs, sous le rapport de la régularité de la rédaction ainsi que sous celui des erreurs typographiques.

due et était situé à quelques lignes en avant du ligament triangulaire. Après avoir traité ce rétrécissement à différens intervalles pendant dix ans, j'obtins une dilatation suffisante pour permettre l'introduction d'une bougie n° 14. A cette époque, M. Foster rendait ses urines par un jet assez fort et régulier; mais il y a un an et demi, il me consulta pour une sensation pénible et inaccoutumée qu'il éprouvait dans la vessie et le rectum, surtout lorsqu'il marchait ou montait à cheval, exercice que son état de fermier rendait souvent nécessaire. Il remarqua de plus, à cette époque, des arrêts plus ou moins complets et de l'irrégulatité dans le jet de ses urines. Je l'examinai, et quoique je m'aperçusse que la portion rétrécie de l'urètre présentait un plus petit diamètre que lorsque j'eus fini de le traiter pour son rétrécissement, la différence n'était pas cependant assez considérable pour expliquer les symptômes qui existaient. Je continuai mes recherches et procédai à examiner la vessie, à peu près convaincu que j'y rencontrerais une pierre. En effet, au moyen du cathétérisme, j'en découvris une. Aussitôt j'engageai le malade à se rendre à Londres, où il me pria de l'accompagner. M. Foster ayant une aversion insurmontable pour la taille, je pris tous les renseignemens possibles sur l'autre moyen de guérir et dans l'application duquel l'incision n'est pas nécessaire.

Ayant vu dans la *Lancette* de nombreux cas de guérisons obtenues par M. Heurteloup, je me décidai à lui confier mon malade. Lorsque nous arrivâmes en ville, ce chirurgien était à Paris; nous attendîmes son retour, ce qui laissa à M. Foster le temps de se remettre d'un long voyage de 300 milles. Dès que M. Heurteloup fut de retour à Londres, il sonda M. Foster, découvrit la pierre, et, au moyen d'un instrument qu'il a appelé *percuteur courbe à marteau, et qui devait nécessairement être d'un petit calibre à cause du rétrécissement*, il brisa cette pierre en une courte application faite le 27 octobre, et une application faite le 3 novembre pulvérisa tous les fragmens qui restaient. Chaque application dura de 3 à 4 minutes, et fut faite avec une adresse et une facilité surprenantes. Comme nous l'avions supposé d'avance, l'expulsion du détritus était rendue difficile par le rétrécissement ; car les fragmens, au lieu de se laisser entraîner par le flot des urines et de franchir ainsi l'urètre, s'arrêtaient souvent derrière la portion rétrécie. Mais cette circonstance fâcheuse n'entrava nullement le succès de l'opération. M. Heurteloup, dès qu'un fragment s'engageait dans l'urètre le retirait avec facilité au moyen d'instrumens particuliers, dont je ne me sens pas capable de donner une description assez claire et assez exacte ; je puis cependant répondre du plein succès qui suivit leur application (1). Mon malade est maintenant parfaitement guéri, et retourne chez lui demain avec moi, bien loin de regretter le long voyage qu'il a fait pour avoir recours à l'opération merveilleuse de M. Heurteloup.

Signé Robert Vardy, chirurgien.

Whalton, près Morpeth, Northumberland.

Vingtième observation *rédigée par le chirurgien du malade.*

M. Gutteridge, vieillard de 80 ans, d'une haute taille et encore dans toute la force de son intelligence, avait éprouvé depuis dix-huit mois des desirs fréquens d'uriner. Au commencement de septembre 1832, il fut sondé par M. Green, qui découvrit de suite une pierre dans la vessie, ce qui nous détermina à placer le malade sous les soins de M. Heurteloup ; mais ce chirurgien se trouvant à Paris à cette époque, il ne put examiner M. Gutteridge que le 25 octobre, et malgré

---

(1) Il s'agit ici de mes nouveaux instrumens pour pratiquer la *lithocénose urétrale.* (λιθος, *pierre,* κενωσις, *évacuation.*) J'ai d'abord eu l'idée de présenter ces instrumens à l'académie des sciences ainsi que ceux qui me servent à pratiquer la *lithocénose vésicale* ; mais, comme il ne m'a pas paru que l'on en sentit l'importance, j'attendrai encore quelque temps pour les mettre sous les yeux de l'académie. Les observations suivantes vont faire voir combien souvent ces deux genres de *lithocénose* sont nécessaires.

l'âge avancé du malade, M. Heurteloup ne considéra pas le cas comme au-dessus des ressources que présentait son mode d'opération.

Le 3 novembre, M. Heurteloup fit son premier essai; la pierre fut saisie de suite et brisée instantanément; deux grands fragmens furent brisés de même. L'application de l'instrument dura de 3 à 4 minutes. Le malade ne ressentit presque aucune douleur, si ce n'est celle d'une envie forte d'uriner, qui fut causée par l'état excessivement contractile de la vessie, dans laquelle on ne put injecter que 2 ou 3 onces d'eau. Le malade s'habilla de suite et descendit dans son salon comme si rien n'avait eu lieu. Le jour suivant, M. Gutteridge fut malheureusement atteint d'un catharre de poitrine auquel il était sujet, accompagné d'une difficulté considérable de respirer. Cette attaque l'affaiblit assez pour que la seconde application fût remise au 12 novembre. Cinq portions de pierre furent saisies et brisées avec une adresse admirable. Le malade affaibli et abattu par son catharre, se coucha pendant une heure après l'application et ensuite se leva comme avant. Il se remit peu-à-peu de son affection catharrale et fut soumis à une troisième application le 19 novembre. Il la supporta parfaitement bien. Quatre fragmens furent saisis et écrasés rapidement. Une quatrième application fut faite le 28 novembre; quatre fragmens furent pulvérisés : le malade se trouva dès lors plus fort et bien mieux portant.

Le cinq décembre, la dernière application fut faite. L'intention de M. Heurteloup était de terminer l'opération en employant le *brise-coque*; mais la contraction extrême de la vessie ne laissait pas assez de place pour le développement de l'instrument (1); mais prévenant cette difficulté M. Heur-

(1) C'était un *brise-coque* à cuillers avec lequel je voulais extraire les fragmens que le malade rendait très lentement; mais la vessie était si contractée, qu'il n'y avait pas de place pour le déploiement des branches. Je fis donc usage d'un *percuteur* à cuillers, avec lequel je guéris le malade.

teloup s'était pourvu d'un instrument analogue au *percuteur courbe à marteau*, mais différant principalement en cela, que l'intérieur des branches était excavé de manière que les petits fragmens saisis étaient aussitôt retirés avec la plus grande facilité.

Le 11 décembre le malade fut sondé et on ne trouva plus de pierre dans la vessie.

La plus grande difficulté de cette opération était le peu d'espace que présentait la vessie par suite de l'épaississement de ses parois, au développement et au jeu des instrumens. Malgré cette circonstance défavorable, cependant, la pierre entière et les fragmens furent saisis avec la plus grande facilité. Une autre difficulté était que la vessie du malade ne pouvait contenir que très peu d'urine, il vidait cet organe par un jet petit et faible, et le détritus de la pierre était évacué avec beaucoup plus de difficulté et de lenteur que lorsqu'il y a une expulsion copieuse d'urine par un jet large et fort. Cette circonstance rendit nécessaire la pulvérisation des fragmens qu'un malade plus jeune et dans un état plus favorable aurait expulsés naturellement. En effet, M. Heurteloup jugea même convenable à la fin de les retirer au moyen de l'instrument sus-mentionné, qui réussit à merveille.

Signé : William Forbes, chirurgien.

Camberwel, 26 *décembre* 1832.

Vingt-unième observation *rédigée par le chirurgien du malade.*

M. John Lake, âgé de 67 ans, fermier, demeurant dans le comté de Kent, 45 milles de Londres, a eu jusqu'à l'automne de 1824 une santé parfaite. Voici ses propres expressions :

En novembre 1824, j'eus plusieurs attaques de douleur excessive dans la région des reins, avec des envies douloureuses et fréquentes d'uriner, sans pouvoir en rendre plus d'une cuillerée à la fois. Ces paroxysmes furent souvent suivis de nausées et de vomissemens, ils duraient 4 ou 5 heures et se terminaient toujours par une évacuation abondante d'urine. Au commencement du printemps de 1826, je consultai un chirurgien éminent de Londres, qui me sonda, et me dit qu'il n'y avait pas de pierre dans la vessie. Au moyen de médicamens qu'il me prescrivit, je fus assez tranquille pendant deux ou trois ans. Quand je montais en voiture ou à cheval, mes urines s'écoulaient malgré moi, avec douleur et étaient de la couleur de café. Je devins de plus en plus incommodé et les douleurs devinrent plus vives. Au mois de juillet, j'eus l'occasion de faire un voyage sur de mauvaises routes; à mon retour chez moi, j'étais dans des souffrances horribles. J'éprouvai bientôt un désir continuel de rendre mes urines, qui étaient chargées de sang, et déposaient du mucus sanguinolent. Je pouvais à peine supporter le moindre mouvement, même celui de lever mes jambes de terre en marchant, ou de me lever de ma chaise et de m'y rasseoir ; celui d'entrer dans mon lit et d'en sortir, m'était encore plus pénible. Maintenant, par le talent et l'habileté de M. Heurteloup, je me trouve, grâces à Dieu, guéri de cette terrible maladie. »

(Signé) : John Lake.

28 *mai* 1833.

Le 14 février 1833, je fus consulté par M. Lake qui éprouvait des douleurs qui me firent croire qu'il avait une pierre dans la vessie. J'engageai M. Key à le sonder ; ce chirurgien en trouva une qu'il jugea être plate, volumineuse et fixée à la partie droite et postérieure de la vessie. L'urètre et la prostate étaient sains. Je conseillai au malade de se faire examiner par M. le docteur Heurteloup, de se soumettre à la lithotripsie, si son cas était favorable pour cette opération, que ce médecin avait pratiquée si souvent, avec tant de succès et que j'avais vue avec tant de plaisir.

J'accompagnai M. Lake chez M. Heurteloup, qui le sonda et confirma ce que M. Key avait annoncé. Il crut aussi que la pierre était retenue dans une partie de la vessie, et voulut savoir, avant de se décider à opérer, si elle pouvait être ôtée de l'endroit où elle paraissait enclavée, sans employer la force et sans produire trop d'irritation.

M. Heurteloup sonda une seconde fois la vessie qui reçut une plus grande quantité d'eau qu'au premier sondage et la pierre fut délogée.

La première opération fut faite quelques jours après devant M. Key et moi-même. La pierre et les portions rompues furent saisies avec la plus grande rapidité quatre fois. Chaque fois il a fallu des coups de marteau très forts pour briser le corps retenu par l'instrument; le malade cependant n'en éprouva aucune sensation pénible. La durée de cette opération et de celles qui suivirent fut de 3 à 4 minutes. Le malade rendit dans les premières vingt-quatre heures après l'opération une cuillerée de pierre comminuée.

La seconde opération fut faite quatre jours après. La vessie fut plus irritable, et chassa l'eau entre l'instrument et le canal; plusieurs fragmens furent pris et brisés, et le malade évacua à son retour chez lui un fragment volumineux, qui était évidemment le nucléus presqu'intact de sa pierre.

Deux autres opérations furent faites, dont le résultat fut le brisement rapide de plusieurs fragmens. Le malade n'en éprouva que peu de sensations pénibles. Il alla chaque fois chez M. Heurteloup à pied pour être opéré, et s'en retourna de même.

Deux jours après la troisième opération, je le visitai et il m'exprima combien il était joyeux de se trouver capable de marcher avec une parfaite facilité. Il ajouta: « que c'était le jour le plus heureux de sa vie, car avant ce jour, il était obligé de se traîner la tête baissée derrière tous ceux qui marchaient, mais que maintenant il les devancerait tous. »

La cinquième opération ne fut qu'un sondage, et constata la guérison du malade. Deux petits fragmens furent pris, mais ils étaient si petits qu'ils auraient été rendus naturellement par le malade. Ils furent retirés tout entiers dans l'instrument.

Deux jours après cette opération exploratrice, le malade fut sondé de nouveau avec le plus grand soin par M. Heurteloup, conjointement avec M. Key et moi-même, et l'absence de tout fragment de pierre confirma ce que nous faisait présumer l'absence de tout symptôme ou sensation pénible. Le malade se trouvant en état de vaquer à ses affaires se hâta de retourner chez lui et de jouir de la société de ses amis.

Il quitta Londres le 2 avril en bonne santé et le cœur gai (*in good spirits*).

(Signé) Frédéric Cobb,
Médecin de l'hôpital de Londres.

Vingt-deuxième observation *rédigée par le chirurgien du malade.*

M. Bowden, âgé de 66 ans, un des directeurs de la banque d'Angleterre, s'était plaint depuis quelque temps de sensations qui engagèrent M. Brodie et moi-même à supposer qu'il y avait une pierre dans la vessie. Le malade fut sondé le 13 février et une pierre fut immédiatement découverte. Je lui parlai de la taille et de l'opération de M. le docteur Heurteloup, dont il pouvait faire choix pour s'en débarrasser, et il se décida sans hésiter à se soumettre à la lithotripsie. J'écrivis à cet effet à M. Heurteloup, et le 19 février fut fixé pour que le malade se rendît chez ce médecin avec moi. M. Heurteloup constata d'abord la présence de la pierre avec la sonde, et introduisit ensuite le *percuteur* avec lequel il saisit et brisa immédiatement la pierre. L'opération fut faite avec beaucoup de facilité sans que le malade parût éprouver de la douleur; elle ne dura que deux à trois minutes. M. Bowden s'en retourna chez lui dans sa voiture et rendit une quantité considérable de fragmens. La pierre était composée d'acide urique. Vers la matinée du lendemain, un fragment s'est engagé dans l'urètre de manière à le boucher presque complètement. M. Heurteloup *en fit l'extraction*, et le malade se trouva soulagé. Le malade eut une paralysie incomplète de la vessie à peu près au même moment, mais qui ne dura cependant que peu de temps et fut entièrement guérie, lorsque la pierre fut extraite. Cinq autres applications furent nécessaires pour faire sortir la pierre, qui, d'après la quantité de fragmens recueillis, devait peser près d'une once. Pendant tout le traitement, le malade souffrit peu ou pas et est maintenant en bonne santé.

(Signé) : H. P. Fuller,
Chirurgien.

Vingt-troisième observation. — M. Villebois, homme fort et bien constitué, et chasseur de renard très renommé, demeurant dans le Hampshire, avait été obligé de renoncer à son exercice favori depuis un an et demi environ, par l'irritation et la douleur qu'il éprouvait à la vessie et le long de l'urètre ; souvent il rendait des urines sanguinolentes, après un exercice un peu violent. Inquiété par ce qu'il observait, il vint à Londres et consulta M. Copeland. Ce chirurgien reconnut de suite l'existence d'une pierre dans la vessie et me confia le malade.

L'urètre et la vessie étaient en bon état et la pierre avait à peu près dix lignes de diamètre. Deux courtes applications faites devant M. Copeland et M. Pope suffirent pour la réduire en portions assez petites pour être évacuées. Le malade retourna dans le Hampshire, et quinze jours après son arrivée, il se remit à chasser sans en éprouver le moindre inconvénient.

M. Copeland et M. Pope constatèrent la guérison de ce malade en examinant soigneusement la vessie conjointement avec moi.

Vingt-quatrième observation. — Sir Charles B., membre du parlement d'Angleterre, âgé de 60 ans, éprouva, il y a quelques années, des sensations pénibles au col de la vessie. Il s'adressa à M. Brodie, qui, ayant introduit un cathéter, sentit un corps placé dans le cul-de-sac de la prostate. Il examina cette glande qu'il trouva volumineuse et tuméfiée. Dès-lors ce chirurgien célèbre supposa que le malade avait une pierre enclouée dans le cul-de-sac prostatique. Cet examen soulagea sir Charles, qui resta deux années sans avoir recours aux moyens de l'art, quoique cependant il éprouvât souvent un sentiment pénible au col de la vessie, et que ses urines fussent habituellement catharrales. Cependant la sensation qu'il éprouvait devenant de jour en jour plus pénible, il s'adressa de nouveau à M. Brodie, qui, ayant pratiqué une seconde fois le cathétérisme, reconnut la présence d'une pierre dans la vessie, et conseilla au malade de se mettre sous mes soins.

Le cathétérisme méthodique me fit reconnaître un canal d'une largeur moyenne, d'une sensibilité modérée, et dévié de sa direction par suite d'une hernie inguinale. La vessie était irrégulière, fongueuse, saignante, extrêmement sensible. Il y avait plusieurs pierres de 9 à 11 lignes de diamètre; elles rendaient un son mat, mais elles étaient mobiles dans l'organe; la prostate était énorme, tuméfiée, sensible; on la sentait avec la sonde se prolonger extrêmement dans l'intérieur de l'organe.

En cinq applications de deux minutes du *percuteur*, qui furent accompagnées de circonstances qu'il serait trop long de détailler ici, les pierres de sir Charles furent *extraites*. Le volume de la prostate diminua, et les urines, d'alkalines et de mucoso-purulentes, devinrent claires et acides.

M. Brodie pratiqua le cathétérisme avec le plus grand soin, et déclara le malade en pleine guérison. En effet, depuis ce temps sir Charles n'a éprouvé aucune incommodité.

J'ai opéré sir Charles devant M. Brodie, qui a suivi avec d'autant plus de soin l'opération, qu'elle présentait de grandes difficultés.

VINGT-CINQUIÈME OBSERVATION *rédigée par le chirurgien du malade. Opération publique.*

John Hancock, âgé de 56 ans, manufacturier de bas, d'une santé généralement bonne, quoiqu'il ait éprouvé depuis plusieurs années, par accès, de la douleur au dos, par suite de la formation et du trajet de calculs du rein (ces calculs étaient souvent assez volumineux pour s'engager dans l'urètre). Dans l'année 1828, il ressentit les symptômes de pierre; ses douleurs devinrent de plus en plus violentes, au point de produire des deux côtés des hernies scrotales. Il resta dans cet état environ un an avant de vouloir se soumettre à la taille qu'il consentit à subir le 29 mai 1829. La pierre était composée d'acide urique et pesait 5 gros, sa forme était celle d'un ovale aplati. A l'exception d'une congestion inflammatoire qu'il éprouva, d'abord dans une testicule et ensuite dans l'autre, il alla très bien. Il fut renvoyé de l'hôpital en moins de cinq semaines. Depuis l'opération, cependant, il a eu une paralysie partielle de la vessie; de manière à ne pouvoir tenir dans cet organe qu'une très petite quantité d'urine, sans quoi il y avait écoulement involontaire. Il continuait à rendre de temps en temps des calculs, et au mois de juin 1832, il éprouva beaucoup de douleur pendant le trajet d'une gravelle volumineuse le long de l'urétère gauche. Au bout du septième jour il en sentit la chûte dans la vessie, et éprouva un soulagement complet. Il n'expulsa pas ce gravier, et quelque temps après il ressentit de nouveau les symptômes de la pierre. En décembre ses souffrances devinrent insupportables. Il me consulta et me pria de lui pratiquer une seconde fois la taille. Je remis ma décision et communiquai les détails du cas à M. Heurteloup, que je n'avais pas alors l'honneur de connaître. Je le lui représentai comme favorable pour la lithotripsie, et lui dis que si ses engagemens pouvaient lui permettre de venir faire l'opération à Nottingham, j'étais sûr que cela ferait le plus grand plaisir aux médecins de cette ville.

M. Heurteloup eut la bonté de venir à Nottingham, sonda le malade, désigna d'avance la nature et le volume approximatif de la pierre, et opéra le 12 janvier devant un grand nombre de médecins de cette ville et du voisinage. Il fit ensuite une démonstration des différens procédés employés pour pratiquer cette opération, et expliqua les pas successifs qui l'ont mené au point de perfection où il en est.

La pierre fut deux fois saisie et brisée par le *percuteur*, et l'opération du commencement jusqu'à la fin ne dura pas plus de quatre à cinq minutes. Le malade fut surpris lorsqu'on lui annonça qu'elle était terminée, il descendit de la table avec bien moins de difficulté et de douleur qu'il n'en éprouva en s'y plaçant. Dès qu'il fut dans sa chambre il rendit une quantité considérable de détritus. Il dormit mieux la nuit qui suivit qu'il n'avait fait depuis plusieurs semaines. Il n'éprouvait, à vrai dire, aucune douleur, si ce n'est une sensation pénible qui accompagnait de temps en temps le passage de fragmens un peu anguleux. Le second jour il évacua un très grand fragment, et les urines de la nuit ne continrent presque plus de ce mucus qui avant était déposé en assez grande quantité. Le 16, quatrième jour après l'opération, les urines étaient tout à fait claires. Comme le malade se plaignait d'une sensation de chatouillement vers l'anus, je supposai qu'il y avait peut-être un fragment dans le col de la vessie, et j'introduisis une sonde pour m'en assurer; effectivement j'en trouvai un que je repoussai dans l'organe et le malade se trouva soulagé. Le détritus qu'il avait déjà rendu pesait un gros.

Le 22, M. Heurteloup est encore venu à Nottingham, et dans une seconde application de l'instrument, réussit immédiatement à prendre et à briser les fragmens qui restaient: le malade en rendit de suite les débris et a été depuis ce temps absolument exempt de douleur. Les urines sont saines et claires, il n'a rendu ni fragmens ni graviers depuis la dernière opération, mais l'écoulement involontaire des urines persiste.

Cette observation est d'autant plus intéressante que le malade avait d'abord subi l'opération de la taille, et puis celle de la lithotripsie. Je ne ferai aucune remarque sur les mérites comparatifs des deux opérations, mais je laisserai parler le malade lui-même. Il dit : « Quoique soulagé après la taille des symptômes les plus graves, j'ai cependant souffert de la blessure, surtout au moment de l'écoulement des urines; et la douleur de l'opération elle-même était plus grande que je ne pouvais la supporter. Pendant l'opération de M. Heurteloup, la sensation que j'ai éprouvée ne peut pas être appelée douloureuse, et excepté le trajet de quelques morceaux de pierre, je n'ai ressenti aucun inconvénient ou sensation désagréable. Depuis la seconde opération, j'ai été entièrement soulagé de toute douleur. »

Il est évident que si M. Heurteloup avait été à Nottingham lorsque le malade se trouva incommodé par les fragmens, il aurait probablement pratiqué la seconde opérations, et le malade eût été guéri en quatre jours.

Signé : HENRY OLDKNOW.

Nottingham, 5 Mars 1833.

VINGT-SIXIÈME OBSERVATION. *Opération publique.*

M. J. Forster de Brosley, près de Nerwark, âgé de 63 ans, délicat, quoique habituellement d'une santé assez bonne, après avoir rendu à différens intervalles des gravelles dans l'espace de 14 ans, ressentit pour la première fois, il y a quatre ans, les symptômes de la pierre. Ses douleurs s'augmentant, il s'adressa à M. Attenburow, chirurgien de l'hôpital de Nottingham, qui, l'ayant sondé, découvrit une pierre volumineuse.

Ce malade me fut présenté à l'un de mes voyages dans le Nottinghamshire et je l'examinai.

Je trouvai un canal d'une largeur modérée, assez mou, peu sensible, une vessie assez régulière, peu contractile, les urines étaient chargées de mucus. La pierre avait deux pouces dans son grand diamètre, elle était dure, rendait un son clair, était assez mobile pendant le relâchement de la vessie, mais fixe pendant la contraction.

Je fis à ce malade six applications du *percuteur*, qui le débarrassèrent entièrement de sa pierre. La première de ces applications fut faite à Nottingham, publiquement devant plus de cent médecins et chirurgiens des environs, et le malade étant venu à Londres, et voulant bien admettre les personnes que je voudrais inviter, je fis les autres devant les médecins et chirurgiens les plus distingués de cette ville, parmi lesquels je cite sir Henry Halford, sir Matthew Tierney; MM. les docteurs Frampton, Mecmichael, Johnstone, Williams, Alloway, Cholmeley, J. A. Wilson, Block, Nelson, Roupell, Watson, Finlay, Borrett, Arnott, Clutterbuck, Colvert, Shearman, Henderson, Rainier, Brown, Outram, Foley, Davey, Macreight, Waterfield, et MM. Guthrie, Faraday, Intyre, Powell, Aeid, Samuel Cooper, Kiernan, Rowe, Hancoch, Bateman, etc., etc, tous membres du collège de médecine et de chirurgie.

Je renvoyai de suite le malade à Nottingham, en recommandant à MM. les chirurgiens de l'hôpital de l'examiner attentivement, et quelque temps après je reçus le certificat suivant.

Nous, chirurgiens de l'hôpital de Nottingham, avons examiné John Foster atteint de pierre dans la vessie et opéré par vous suivant votre excellente méthode, et nous le croyons parfaitement guéri de cette maladie.

Signé : John Attenburrow M. R. C. S.,
William Wright M. R. C. S.,
Henry Oldknow M. R. C. S.

Nottingham, 26 *juin* 1833.

VINGT-SEPTIÈME OBSERVATION *rédigée par le chirurgien du malade.*

M. E. Major, âgé de 56 ans, d'un tempérament nerveux, a été sujet depuis plusieurs années à rendre des calculs urinaires, et à en éprouver quelquefois beaucoup d'inconvéniens. Il y a environ deux ans, il ressentit à la vessie de la douleur et de l'irritation très forte, et lorsqu'il prenait de l'exercice, surtout celui de monter à cheval, il en résultait une hématurie, et enfin tous les symptômes graves de la pierre. Je sondai la vessie et j'en découvris une du volume d'une noix, et je conseillai au malade de se soumettre à la lithotripsie pour s'en débarrasser. La peur que lui inspirait l'idée d'une opération lui fit négliger cet avis, jusqu'à ce qu'enfin sa vie étant devenue misérable par suite de l'irritation accrue de la vessie, qui l'obligea de se tenir absolument tranquille, il consulta M. le docteur Heurteloup qui le sonda et confirma mon opinion quant à l'existence d'une pierre. Le 13 avril, je l'accompagnai chez ce médecin, il fut placé sur le lit et après que la vessie fut enflée d'eau, le *percuteur* fut introduit et la pierre fut immédiatement saisie et brisée en morceaux. Un des plus volumineux de ces morceaux, ou bien une seconde pierre entière fut ensuite prise et brisée de même. L'instrument fut alors retiré. L'opération dura deux minutes, et était terminée avant que le malade pût la supposer commencée, car la douleur qu'il en éprouvait n'était certainement pas plus grande que ne lui en aurait fait ressentir l'introduction d'un cathéter. Le malade rendit de la pierre pendant quelques jours, et se promena pendant tout ce temps comme si rien ne lui avait été fait.

Deux autres opérations furent nécessaires pour pulvériser les fragmens trop gros pour franchir l'urètre, et la guérison fut complète, sans que le malade ait jamais été obligé de garder la maison, sans danger et presque sans douleur. Du moment que la pierre fut réduite en fragmens, le malade se trouva très soulagé, et put prendre son exercice accoutumé, chose qu'il n'avait pu faire lorsque la pierre était encore entière. Il y a maintenant plus de deux mois que M. Major est chez lui sous mon observation immédiate et journalière, et il est si opposé à ce que j'examine la vessie de nouveau, que je ne le presse pas de s'y soumettre, car il n'y a pas la plus petite raison de supposer qu'il y a de la pierre dans cet organe.

Signé, HENRY GATTY, M. R. C. S.

Market Harboro, 25 *juin* 1833.

VINGT-HUITIÈME OBSERVATION, *rédigée par le chirurgien du malade.*

M. J. Sauders, âgé de 69 ans, me consulta le 18 mars dernier pour des symptômes qu'il avait éprouvés pendant trois ans et qui étaient devenus très graves. Il me dit qu'il avait été taillé six années auparavant par M. A. Key, et qu'une pierre plate, d'acide urique, d'un volume considérable, avait été extraite. La douleur qu'il ressentait en rendant ses urines, était très vive, et l'irritation de la vessie était grande. Tout exercice était suivi d'une augmentation de douleur, et de l'évacuation d'urines sanguinolentes. Les paroxismes étaient souvent accompagnés de palpitations du cœur et d'un engourdissement des jambes, surtout des mollets.

Quelque temps avant que je visse M. Sauders, il s'était adressé à M. Key, qui, jugeant qu'il y avait une autre pierre dans la vessie, lui conseilla de consulter M. Heurteloup, afin qu'il la lui ôtât par la lithotripsie. Je fus tout-à-fait d'accord avec M. Key, et j'engageai le malade à aller sans délai voir M. Heurteloup, dont les nombreuses opérations m'étaient connues. Il fut sondé par ce chirurgien, qui découvrit de suite la pierre, qu'il jugea plate, et à peu près du même volume que celle qui avait été extraite six ans auparavant par M. Key, et dont M. Heurteloup avait une moitié.

L'opération fut faite avec le *percuteur*. La pierre fut immédiatement saisie et brisée à coups de marteau. Le malade rendit des fragmens de suite après l'opération et continua à en rendre pendant quatre ou cinq jours. L'opération dura 3 minutes et le malade s'en retourna chez lui, dès qu'elle fut terminée, sans douleur ni difficulté. Trois autres opérations semblables à la première suffirent pour ôter toute cette pierre, et le malade retourna à Tottenham où il demeure. Il est maintenant très bien portant et ne ressent aucun symptôme de sa maladie. La troisième opération ne doit être regardée que comme simple sondage, car il n'y avait alors plus de pierre dans la vessie.

A la seconde opération, des fragmens accumulés dans l'urètre présentèrent un obstacle à l'introduction des instrumens; M. Heurteloup voyant la nature de l'empêchement, se décida de suite à remettre l'opération. Il employa des moyens doux et convenables pour retirer les fragmens de l'urètre, et y réussit parfaitement. Il ne voulut prudemment pas mettre la moindre force à faire parvenir l'instrument dans la vessie, de peur de blesser le canal.

Il y a cinq semaines que le malade est chez lui, et il continue à se porter parfaitement bien.

Signé, William Moon, chirurgien.

Tottenham, 20 *mai* 1833.

Vingt-neuvième observation. *Opération publique.*

Dans un de mes voyages dans le comté de Nottingham, M. Robert Winfield, bottier, âgé de 61 ans, consulta M. Hickenbottom, chirurgien à Nottingham, pour des sensations pénibles qu'il éprouvait dans les organes urinaires. Ce chirurgien jugeant que ces sensations étaient les symptômes d'une pierre dans la vessie, eut la bonté de m'adresser ce malade au moment où je me disposais à revenir à Londres. Ne pouvant opérer ce malade à Nottingham, faute de temps, je me contentai de le sonder avec M. Oldknow, chirurgien de l'hôpital de Nottingham, et nous découvrîmes une pierre qui sembla lisse, roulante, mobile et située dans le bas-fond au-devant du col.

Quelques jours après, M. Robert Winfield vint à Londres. Je le présentai à M. Earle, chirurgien de l'hôpital de Saint-Bartholomée, qui eut la bonté de le faire entrer dans cet hôpital afin que je l'opérasse publiquement.

Ce malade était d'une bonne constitution, et n'avait éprouvé d'autres maladies générales qu'une pneumonie il y a vingt ans; mais il y a quatre années il fut pris d'une douleur qui, partant de la région des reins, venait finir dans les aînes de chaque côté. Cette douleur qui fut accompagnée de fièvre et força le malade de garder le lit, dura trois ou quatre jours, au bout desquels elle cessa entièrement. Un an et demi après elle revint avec autant d'intensité; mais cette fois le malade s'aperçut que ses urines s'arrêtaient au milieu du jet, que quelquefois il rendait du sang, que les envies d'uriner devenaient plus fréquentes, et enfin il ressentit tous les symptômes qui accompagnent la présence d'une pierre dans la vessie. Après avoir pris tous ces renseignemens je me déterminai à pratiquer la lithotripsie, qui fut faite publiquement à l'hôpital Saint-Bartholomée. Trois applications du *percuteur* furent faites.

Dans la première, la pierre qui avait trois pouces à peu près de circonférence fut prise et brisée. Dans la seconde, les fragmens trop gros pour être évacués naturellement furent pris et pulvérisés, et enfin la troisième démontra qu'il restait bien quelques fragmens, mais qu'ils étaient trop petits pour ne pas sortir naturellement. L'instrument fut donc retiré, sans en faire usage. En effet, tous ces fragmens sortirent naturellement dans les jours qui suivirent, et le malade se trouva parfaitement guéri. Lorsqu'il sortit de l'hôpital, les urines étaient claires, et il faisait plusieurs milles à pied sans la moindre difficulté. Les urines sortaient par un jet fort et vigoureux sans être arrêtées, et enfin le malade retourna dans son pays, après avoir été sondé par M. Earle, et, suivant ses expressions, avec 20 ans de moins.

Winfield de retour à Nottingham fut examiné par M. Oldknow, qui m'envoya le certificat suivant :

Nottingham, 26 juin 1833.

J'ai examiné Robert Winfield, que vous avez opéré à l'hôpital de Saint-Barthélemy à Londres, et que vous avez envoyé chez lui à Nottingham, et je puis certifier de sa parfaite guérison de la maladie qui l'affligeait.

Signé Henry Oldknow, M. R. C. S.

Trentième observation *rédigée par le chirurgien du malade.*

James Warren, âgé de 28 ans, avait éprouvé les symptômes de pierre depuis trois ans. Deux ans après le commencement des douleurs, il entra à l'hôpital de Birmingham pour se soumettre à la lithotripsie. Il y resta plus de deux mois, mais le chirurgien qui le traitait ne put réussir à saisir la pierre. Il quitta l'hôpital sans avoir été soulagé, et ne voulut pas se laisser tailler. Le 8 avril 1833, il s'est présenté à l'hôpital général de Derbyshire. Il entra sous mes soins afin d'être sondé par M. Heurteloup, et d'être opéré si ce chirurgien jugeait que la lithotripsie pût lui être appliquée. Le malade avait fait 14 milles à pied le jour où il s'est présenté; cependant M. Heurteloup, voyant que la vessie n'était pas très irritable, consentit à l'examiner après que le malade se fut reposé quelques heures.

A trois heures le malade fut placé sur le lit rectangle, et M. Heurteloup, après avoir injecté la vessie et découvert la pierre, retira la sonde et introduisit le *percuteur*, au moyen duquel il saisit immédiatement la pierre et la brisa en morceaux. Elle avait un pouce de long et la même épaisseur. Il chercha ensuite les fragmens volumineux ; il en prit deux qu'il écrasa de même. Cette opération dura exactement deux minutes. Le malade n'éprouva presque pas de douleur pendant l'opération, il n'eut aucun mauvais symptôme après. Pendant quatre ou cinq jours, il rendit une quantité considérable du détritus de la pierre, et après, fut parfaitement guéri. Je l'examinai avec le plus grand soin pour savoir s'il restait des fragmens dans la vessie, mais sans pouvoir en sentir. Il a été depuis ce temps, jusqu'à ce moment, le 12 juin, exempt de tout symptôme qui pût en indiquer la présence. L'opération fut faite devant près de cent membres de la profession médicale, dont tous ont exprimé la plus haute satisfaction de l'habileté de M. Heurteloup, et du succès complet de son opération.

Signé Douglas Fox, l'un des chirurgiens de l'hôpital général de Derbyshire.

Derby, ce 12 juin 1833.

Trente-unième observation. — M. S. Webb, fabricant de soda-water, âgé de 51 ans, d'une bonne constitution, après avoir rendu des gravelles pendant deux ou trois années, éprouva, il y a un an, les premiers symptômes de la pierre. D'abord ces symptômes furent peu graves, et le malade y fit peu d'attention ; mais bientôt ils augmentèrent tellement, que M. Webb, qui était obligé de transporter les produits de son commerce, ne put plus supporter les mouvemens de sa voiture. Quand il y montait, les douleurs devenaient intolérables, et elles étaient suivies d'une hématurie qui quelquefois l'inquiétait par son abondance.

M. Webb vint me consulter, et je trouvai dans sa vessie deux pierres de dix lignes à peu près de diamètre, que je pulvérisai en trois courtes applications du *percuteur*. Ces applications furent faites pendant que M. Webb s'occupait de son commerce; il venait, comme il le disait, se faire opérer *en passant.*

La première fois il vint à pied, car il ne pouvait supporter les mouvemens de sa charrette; mais immédiatement après cette première application, ces mouvemens ne lui causaient plus d'inconvéniens. Il est, je le répète encore, faux de dire que les fragmens produisent toujours plus de douleur que la pierre, lorsque celle-ci est entière.

Trente-deuxième observation.—Depuis quelque temps le doyen de Westminster, le docteur J., éprouvait une légère douleur en urinant, et ses urines s'arrêtaient subitement au milieu de leur jet. Il consulta M. White, chirurgien de l'hôpital de Westminster, qui le sonda et eut la sensation très-fugitive d'une pierre. Un second cathétérisme donna à M. White la certitude de l'existence de ce corps étranger. Le docteur J... désirant être débarrassé de suite, M. White lui recommanda la lithotripsie et m'appela auprès du malade.

Le cathétérisme me fit découvrir un canal assez large, sain, quoique à parois molles, une vessie spacieuse mais assez contractile dans le bas fond. Au-dessous du col je sentis plusieurs petites pierres mobiles, rendant un son clair, résultat du contact de la sonde et de leur collision entr'elles.

En une seule application du *percuteur*, de 2 à 3 minutes, ces petites pierres, qui étaient de phospate de chaux, furent pulvérisées et évacuées dans les deux jours suivans.

Une seconde application de l'instrument n'amenant rien, j'annonçai la guérison complète du malade.

En effet, deux jours après, M. le docteur J... fut sondé avec le plus grand soin par M. White de l'hôpital de Westminster, et par M. White, chirurgien ordinaire du malade, et la guérison complète fut confirmée par eux.

Trente-troisième observation. — Opération publique.

Pendant l'un de mes derniers voyages dans le Derbyshire,

M. Robottam, âgé de 68 ans, homme de campagne, grand, mais d'une constitution assez faible, me fut présenté par les chirurgiens de l'hôpital de Derby. Ce malade souffrait de la pierre depuis deux années, mais plus fortement depuis deux ou trois mois.

Le cathétérisme recto-curviligne et méthodique me fit reconnaître un canal assez large, médiocrement sensible, une vessie grande dans le bas-fond, mais présentant au-dessous du col un enfoncement considérable dans lequel roulait un assez grand nombre de pierres de 6 à 8 lignes de diamètre, dures, sèches, rendant un son clair, et se frottant mutuellement.

En une première application de l'instrument, qui dura trois minutes à peu près, trois de ces pierres furent pulvérisées, et le malade rendit immédiatement deux des gravelles centrales entières. En une seconde application le reste des autres pierres furent prises et pulvérisées. Trois nouvelles gravelles centrales furent évacuées entières après cette application, et le malade, n'éprouvant plus de symptômes, fut renvoyé de l'hôpital.

Trente-quatrième observation. — M. Gillhespie, fermier, âgé de 54 ans, demeurant près de Newcastle, souffrait depuis deux années de la présence d'une pierre dans la vessie, lorsque, ayant appris qu'un de ses voisins, M. Foster, fermier comme lui, avait été guéri par ma méthode et se portait fort bien depuis, il se rendit aussitôt à Londres pour que je l'opérasse.

Depuis un an à peu près ce malade ne pouvait plus supporter le cheval ni la voiture, la marche même produisait assez souvent des hématuries assez considérables, les douleurs étaient continuelles et fort vives, les urines déposaient un sédiment muqueux et quelquefois purulent.

Le cathétérisme me fit reconnaître un canal assez petit,

une vessie contractile sensible, assez bien conformée, mais devenant très petite dans le bas-fond durant la contraction. Au dessous du col, se trouvaient plusieurs pierres qui me parurent de la grosseur de grosses avelines. Ces pierres étaient lisses, dures et roulantes.

En quatre applications de l'instrument, qui ne durèrent que deux minutes, attendu l'extrême sensibilité du malade, toutes ces pierres furent pulvérisées et évacuées. Le détritus pesait un peu plus d'une once.

J'ai opéré M. Gillhespie devant M. M. Intyre, chirurgien de Newcastle, et M. Johnson chirurgien et parent du malade.

TRENTE-CINQUIÈME OBSERVATION, *rédigée par le chirurgien du malade.*

M. Page, de Deal, âgé de 30 ans, s'étant adressé à moi avant que M. Heurteloup l'eût opéré pour lui donner des soins conjointement avec lui, c'est avec un grand plaisir que je donne mon témoignage aux mérites d'une opération faite avec tant d'adresse, et productive de résultats si éminemment bienfaisans pour l'humanité souffrante.

M. Page m'a dit après son arrivée à Londres, qu'il avait depuis près de 6 ans éprouvé les symptômes qui dénotent la présence d'une pierre dans la vessie; que ses souffrances étaient devenues plus fortes pendant les quatre dernières années, et que surtout pendant la dernière, elles avaient été très vives. Le voyage lui a causé beaucoup de douleur, au point qu'il s'est trouvé forcé de se tenir debout pendant une très grande partie du temps. M. Heurteloup le sonda le 13 novembre 1832, il sentit une pierre volumineuse. La première opération fut faite en ma présence quelques jours après. La pierre fut saisie avec beaucoup de facilité, et brisée en fragmens. Le malade en rendit ensuite à travers une sonde. Lorsque je le vis chez lui, le jour suivant, il me dit que depuis fort long-temps il ne s'était pas si bien trouvé.

Il avait évacué plusieurs fragmens volumineux et de la poudre. L'opération ne causa aucun inconvénient; au contraire, le malade se trouva calmé; j'attribuerais cela à ce que la rupture de la pierre lui avait ôté de son poids. Pendant plusieurs jours il rendit des fragmens avec beaucoup de facilité; l'opération fut répétée avec un même résultat le 21 novembre. Le malade allait chaque fois à pied chez M. Heurteloup pour se faire opérer, et retournait de même chez lui après l'opération.

Après la sixième application de l'instrument, qui toutes eurent le même succès que les deux premières, toute la pierre fut détruite et évacuée. Je sondai le malade avec soin avant qu'il quittât Londres, et je m'assurai de sa parfaite guérison.

La quantité de détritus qui a été ramassée pèse près d'une once et demie, et le malade m'a dit que beaucoup en avait été perdu. Etant convaincu que l'opération, telle que M. Heurteloup la pratique, doit si évidemment diminuer la somme des infirmités humaines, je sens que je commettrais un acte d'injustice, si je ne le priais (si toutefois mon humble opinion peut avoir quelque poids) de se servir de cette lettre de la manière qu'il jugera convenable, ou d'en extraire des portions qui lui paraîtraient justes.

Signé James Poweml, M. R. C. S.

18 *janvier* 1833.

Gr. Coram St-Russell square.

Trente-sixième observation.—M. John Lord, de Manchester, âgé de 60 ans, constable, homme d'une stature colossale, éprouvait depuis quelques mois des douleurs en urinant, lorsqu'il s'adressa à M. Ransome, chirurgien à Manchester, qui le sonda, reconnut la présence d'une pierre dans la vessie et me l'envoya à Londres.

Le cathétérisme méthodique me fit reconnaître un canal

d'une largeur modérée, assez sensible, fongueux et saignant au contact de la sonde; la prostate volumineuse, la vessie très-puissante, contractile, contenant une pierre qui me parut ovalaire, de près de 2 pouces dans son grand diamètre, de 10 à 12 lignes dans son petit. Son volume empêchait qu'elle ne fût mobile. John Lord avait évidemment la pierre bien long-temps avant d'en sentir les premiers symptômes.

En cinq applications, de trois minutes, du *percuteur*, je pulvérisai cette pierre, dont je ne pus recueillir qu'une partie en détritus, car le malade en perdait pendant ses promenades journalières. Cependant la quantité recueillie pesait une once et deux gros; la pierre était composée d'acide urique.

J'opérai John Lord devant MM. les docteurs Prout, Rainier, Scott, Ramadge, Spurgin, Macrright, Davison, Pinckard et MM. Rome, Umyn, Fisher, Adam, Tarral, Fisher, Hammond, Waterfield, Elwyn, etc., etc.

A son retour à Manchester, John Lord fut examiné par M. Ransome qui me l'avait envoyé; bientôt après ce chirurgien m'adressa la lettre suivante :

Ami estimé (1),

C'est avec beaucoup de plaisir que je t'informe que ton malade John Lord est revenu parfaitement bien portant, et vivement reconnaissant pour tes bienveillantes attentions, et pour ton assistance comme médecin, qui a été suivie d'un succès si complet. Je l'ai sondé jeudi dernier sans pouvoir sentir de la pierre, etc., etc.

Accepte le respect et l'estime de ton sincère ami.

Signé J. Ransome.

Trente-septième observation. *Opération publique.*

Thomas Woodbridge, sellier, âgé de 50 ans, d'une constitution sanguine et irritable, après avoir éprouvé depuis plus

(1) M. Ransome est quaker.

d'un an les symptômes de la pierre à un haut degré, s'adressa à M. Earle, chirurgien de l'hôpital de Saint-Bartholomée, qui le plaça dans sa salle et voulut bien me prier de pratiquer publiquement la lithotripsie sur ce malade.

Le cathétérisme me fit reconnaître ainsi qu'aux chirurgiens de l'hôpital un urètre assez large (trois lignes et demie) mais très-étroit à son ouverture; la prostate large et se prolongeant dans l'intérieur de la vessie. Cet organe était sensible, très-contractile, rejetant avec force l'eau injectée. Dans le bas-fond étaient plusieurs pierres d'un volume assez considérable, mobiles les unes sur les autres, et laissant entendre distinctement le bruit de leur collision. Les urines étaient catarrhales et fréquemment expulsées avec douleur.

En quatre applications du *percuteur* faites publiquement et devant un grand nombre de chirurgiens et élèves, ces pierres furent entièrement pulvérisées et évacuées. Le détritus obtenu pesait plus d'une once. Aussitôt la première application de l'instrument qui eut pour résultat de faire un plus grand nombre de fragmens, les urines qui étaient ammoniacales, et chargées d'un mucus sanguinolent et purulent, devinrent claires et acides. Les fragmens n'irritent donc pas toujours la vessie, puisque dans ce cas et une infinité d'autres, leur présence dans l'organe fut accompagnée de la disparition des symptômes inflammatoires qui existaient pendant que la pierre ou les pierres étaient entières.

TRENTE-HUITIÈME OBSERVATION *rédigée par le chirurgien du malade.*

M. Robert Finlay, âgé de 72 ans, demeurant près de Glasgow, a été atteint de la pierre depuis six années. Il est venu il y a onze ans consulter sir Astley Cooper qui trouva une pierre. Elle était trop volumineuse pour être extraite entière par l'urètre, et le malade craignant excessivement de se soumettre à la taille, s'en retourna dans son pays. Le Dr. Prout lui recommanda un traitement qui calma beaucoup les douleurs vives qu'il éprouvait alors. Les symptômes sont cependant redevenus très graves pendant les deux ou trois dernières années. Dernièrement surtout, ces souffrances ont été telles qu'il fut impossible au malade de marcher sans beaucoup de difficulté et de douleur. Il était donc nécessaire d'avoir immédiatement recours à quelque moyen de soulagement. M. Finlay vint donc au commencement du mois de mai se mettre sous les soins de M. Heurteloup. Sa vessie était à cette époque dans un état d'irritabilité excessive; les urines étaient alcalines et déposant une quantité très grande de mucus, et le malade ne pouvait pas rendre une goutte d'urine sans l'emploi d'un cathéter. Quand la gravité des symptômes fut un peu calmée par un traitement convenable, M. Heurteloup entreprit l'opération de la lithotripsie.

La première application de l'instrument fut faite le 22 mai; cinq autres furent faites à différens intervalles, et le malade est maintenant tout-à-fait exempt de douleur, peut marcher deux milles sans la moindre difficulté, et après s'être un peu reposé, pourrait même marcher davantage si cela était nécessaire.

Je dois ajouter que malgré toutes les difficultés de ce cas, les applications de l'instrument n'ont duré que de 2 à 3 minutes chacune.

Signé David Finlay, M. D.

30 *juin*, 1833, *Londres*.

PREUVES

DE L'INSUFFISANCE

DU PERCE-PIERRE (LITHOTRITEUR).

Il y a six années maintenant, j'ai publié une brochure (*Lettre à l'Académie des sciences*, 1827 (1)), dans laquelle, examinant les observations que contenait l'ouvrage de M. le docteur Civiale qui fait exclusivement usage *du perce-pierre* et les soumettant à l'analyse et à l'épreuve des chiffres, je prouvai que le procédé de *lithotripsie* appelé *lithotritie* était loin d'être avantageux. Je ne fus écouté que par les personnes qui avaient le desir de connaître la vérité. Depuis lors je m'occupai de mes travaux, laissant au temps le soin d'éclairer ceux auxquels un enthousiasme peu réfléchi ne permettait pas d'examiner plus attentivement un procédé dont l'emploi devait avoir les plus funestes conséquences. Ce temps est venu, et l'on saurait généralement à quoi s'en tenir à ce sujet si les rapports qui ont été faits à l'Institut sur les rendus-de-compte de M. le docteur Civiale, eussent été publiés. J'eusse cependant beaucoup desiré qu'ils le fussent lorsqu'ils parurent, car cette publication eût renversé une grande partie des obstacles que je trouve à faire sentir l'utilité de mes travaux, obstacles qui proviennent spécialement de l'idée favorable que l'on a du procédé appelé *lithotritie*. Or, on va voir par la lecture des deux rapports qui vont suivre ce que l'on doit penser de ce procédé. Si l'on comprend ma position comme auteur, et si l'on fait attention que tout ce que j'ai pu faire de bien *est tenu en échec* en France, par l'opinion favorable que l'on

(1) Chez Béchet, place de l'École de Médecine.

a d'une manière d'opérer qui en réalité est désastreuse, si l'on fait attention que cette erreur est propagée avec le plus grand soin et qu'elle est même accueillie, tout évidente qu'elle est ; par les hommes les plus recommandables qu'un prestige inexplicable aveugle, on trouvera peut-être juste que je cherche à faire connaître la vérité en publiant les rapports qui vont suivre. Ces rapports donnent avec surabondance une idée défavorable du procédé appelé *lithotritie*, et ils prouvent conséquemment ce que j'ai besoin de prouver, c'est-à-dire l'insuffisance du *perce-pierre* (*lithotriteur*) et conséquemment l'utilité d'un système de *lithotripsie* mieux combiné.

Le secrétaire perpétuel de l'Académie, pour les sciences naturelles, certifie que ce qui suit est extrait du procès-verbal de la séance du lundi 25 *avril* 1831.

Extrait de la séance du lundi 25 avril 1831, à laquelle ont assisté :

MM. Arago, Poinsot, Bouvard, Latreille, Chevreul, Desfontaines, Chaptal, Becquerel, Lelièvre, Gay-Lussac, Serullas, Thénard, Magendie, de Blainville, Duméril, Brongniart, Larrey, Navier, Huzard, de Lalande, Cassini, Boyer, Lacroix, de Jussieu, H. Cassini, de la Billardière, Le Gendre, Matthieu, Mirbel, Yvart, Ampère, Puissant, de Freycinet, Cordier, B. Delessert, Savart, Portal, Beautems-Beaupré, Girard, Tessier, Bon Cuvier, Héron de Villefosse, Damoiseau, Serres, Poisson, Flourens, G. Cuvier, Gillet de Laumont, Dulong, Deyeux, Dupuytren, Prony, Sylvestre, Dupin, Savigny.

M. Larrey, au nom d'une commission, fait le rapport suivant sur le compte rendu que M. Civiale avait présenté *concernant les calculeux traités à l'hôpital Necker.*

Nous sommes chargés, M. le baron Boyer et moi, de faire connaître à l'académie le mérite du compte-rendu que le docteur Civiale lui a communiqué, dans sa séance du 24 janvier 1831, sur le nombre des calculeux qu'il a traités à l'hôpital Necker, depuis le mois d'août 1829 jusqu'au mois de juillet 1830.

Malgré la confiance qu'inspire le caractère de

M. Civiale, nous avons cru, dans son intérêt, et pour donner à notre rapport, avant de le communiquer, toute l'exactitude qu'on a droit d'attendre de la commission, nous avons cru, dis-je, devoir prendre auprès de l'administration de cet établissement les documens nécessaires pour vérifier les faits rapportés dans ce compte-rendu et savoir au juste le nombre des sujets opérés par la taille ou la lithotritie qui ont succombé à l'une ou à l'autre de ces opérations. C'est ce dont M. Civiale ne parle pas, bien que ce fût là l'objet le plus important de son mémoire.

Après un court préambule sur les motifs qui avaient porté l'administration des hospices de Paris à établir dans celui de Necker une salle consacrée exclusivement au traitement des calculeux, M. Civiale annonce que, dans l'espace de cinq mois de saison propice, 16 malades étaient entrés dans cette salle; que 7 d'entre eux ont été opérés par le broiement, 4 par la taille; et que les 5 autres, s'étant trouvés dans des conditions défavorables, furent renvoyés sans opération. Les trois premiers sujets soumis au broiement ont présenté, suivant l'auteur, des particularités remarquables.

Elles ont eu pour objet, chez le premier, nommé *Batley*, la grosseur de la pierre qui remplissait toute la cavité de la vessie (1); et bien que ce

(1) Une pierre qui remplit toute la cavité de la vessie ne peut être prise et conséquemment broyée, car pour prendre il faut qu'il y ait de la place pour déployer l'instrument. Quant

chirurgien ait déclaré dans ses ouvrages que cette circonstance contr'indique la lithotritie, il nous a dit que néanmoins il avait été assez heureux pour l'avoir appliquée avec succès chez ce malade. A la vérité, la friabilité de la pierre et la constitution molle du sujet, jeune encore, dit l'auteur, ont facilité les manœuvres difficiles et multipliées de cette opération.

Chez le 2e, nommé *Gobert*, ces particularités avaient pour objet une affection catarrhale de la vessie et un rétrécissement anormal de l'urètre, qu'il a fallu d'abord détruire.

Chez le 3e, vieillard presque octogénaire (*M. Carré*), c'était la situation particulière d'un gros calcul dans le bas fond de la vessie, derrière la prostate tuméfiée, duquel l'existence avait été méconnue par plusieurs praticiens qui avaient sondé ce malade avant M. Civiale. Cette circonstance fait dire à l'auteur qu'on ne peut établir de certitude sur la présence des calculs dans la vessie, qu'à l'aide des instrumens de la lithotritie.

Ces trois sujets, après un certain nombre de séances de broiement pour chacun d'eux, sont sortis de l'hôpital parfaitement guéris.

Un 4e, sexagénaire (*M. Lafaye*), de Toulouse, a présenté aussi quelques difficultés par son extrême irritabilité; néanmoins le broiement s'est heureusement terminé.

à la destruction d'une grosse pierre avec le perce-pierre, chacun sait que cela demanderait trop de tems si cela se pouvait. M. Civiale se trompe.

Chez le 5e, d'une vieillesse plus avancée, et bien que le sujet fût en quelque sorte épuisé par les effets de la maladie, le broiement se fit avec une grande promptitude et une grande facilité. Cette circonstance favorable est attribuée par M. Civiale à la friabilité du calcul qui s'écrasait presque de lui-même.

Chez les deux derniers, l'un très jeune, et l'autre d'un âge avancé, il ne s'est offert rien de remarquable sous le rapport de la lithotritie : M. Civiale avait craint seulement qu'une tumeur très volumineuse, située dans le flanc gauche de l'un d'eux et s'étendant jusqu'à la fosse iliaque (qu'il attribuait au gonflement de la rate), ne s'opposât au succès de son opération ; néanmoins, elle eut le même résultat que chez les précédens.

Comme particularités, M. Civiale annonce encore avoir rencontré un cas de vessie à cellules avec plusieurs pierres, qu'on trouvait tantôt dans la vessie, et tantôt dans les cellules. Ce fait, réuni à d'autres, dit l'auteur, doit faire le sujet d'une communication spéciale (nous en parlerons plus bas).

Avant de terminer son mémoire, M. Civiale donne un aperçu de l'état actuel de la lithotritie en Europe, et des résultats qui ont été obtenus.

Ici ce chirurgien ne craint pas d'avancer que dans les essais nombreux auxquels on s'est livré, soit en France, soit à l'étranger, et surtout dans les opérations qui ont été faites, on a suivi presque exclusivement les principes qu'il avait établis; car sur 173 calculeux guéris par la lithotritie,

162 l'ont été par sa méthode, et il dit en avoir opéré lui-même 152 (1). M. Civiale ne nous fait pas connaître quel a été le résultat de cette opération sur ce grand nombre d'individus. Il annonce seulement qu'en Angleterre, malgré quelques discussions qui eurent lieu d'abord, et qui avaient égaré l'opinion, comme en France, ces faits firent taire des critiques, déjà victorieusement combattus (2).

En Allemagne, où l'opinion est moins favo-

---

(1) M. Civiale se trompe ; j'en ai opéré près de cent par mes procédés.

(2) Ce rapport est inexact : l'opinion en Angleterre est que le procédé que M. Civiale met en usage est insuffisant et dangereux. Cela est si vrai qu'un monsieur qui est à Londres, qui se dit élève de M. Civiale, et qui effectivement l'a aidé dans ses opérations, non seulement a abandonné l'instrument perce-pierre, mais a essayé de mettre en usage mon système et mon instrument. Il vient même d'envoyer à l'Académie des sciences un *percuteur* avec des changemens qu'il appelle des modifications heureuses, mais sans avoir pris la précaution d'envoyer des exemples de guérison constatés. J'en suis fâché, car ces observations eussent été autant de preuves en faveur de mon nouveau système. M. Civiale a un tort d'autant plus grand de parler de l'Angleterre, que l'on trouve dans mes observations un assez grand nombre de malades guéris par moi, et sur lesquels *son élève* avait essayé sans succès la *lithotritie* avec le *lithotriteur* ou *perce-pierre*. Du reste on ne peut pas obtenir en Angleterre et en Allemagne plus de succès que M. Civiale lui-même ; or, si les chirurgiens de ces pays ont perdu comme M. Civiale *un* malade sur *trois*, je les loue certainement de s'être montrés dignes de la confiance de leurs malades en les soumettant à la taille, qui présente des chances plus avantageuses.

rable que partout ailleurs, M. Civiale croit devoir attribuer cette défaveur à l'approbation non méritée qu'on a donnée à de prétendus perfectionnemens imaginés par d'autres chirurgiens, ce qui a arrêté, selon lui, la propagation de la lithotritie dans cette contrée.

L'on voit par cette analyse, à l'exactitude de laquelle on peut accorder toute confiance, que M. Civiale s'est exclusivement borné à l'exposé des *cinq cas* pour lesquels il a employé la lithotritie avec un succès plus ou moins marqué; mais il passe sous silence les sujets qui ont subi l'opération de la taille, qu'il paraît vouloir déprécier en exagérant ses dangers, en sorte que nous aurions ignoré le sort de ces sujets, si nous n'eussions vu le mouvement de cet hospice que M. l'administrateur a bien voulu nous confier.

Ce tableau comprend tous les individus affectés de calculs qui ont été admis dans les salles du service particulier de M. Civiale, depuis sa création jusqu'au 9 novembre 1830. Le nombre s'en est élevé à 26, non compris quelques individus qui couchaient en ville et qui se rendaient journellement à l'hopital pour s'y faire lithotritier. 24 sujets, au lieu de 16, ont subi l'opération de la taille ou de la lithotritie; 2 autres, chez lesquels on n'avait pas trouvé de calculs dans la vessie, furent renvoyés de l'hôpital peu de temps après leur entrée.

Dans le nombre des 24 opérés, dont 6 par la taille, *onze* sont morts à des distances plus ou moins rapprochées de l'opération.

Le premier de ces morts, nommé *Jean*, après

avoir subi l'opération du broiement, fut frappé de tous les signes d'un catarrhe aigu dans la vessie, aux effets duquel il succomba le 6 février 1830. On trouva à l'autopsie de son cadavre plusieurs petits calculs, ou fragmens de calcul, enfermés dans les loges particulières, et d'autres cachés dans les replis membraneux de la vessie, qu'on n'avait pu sans doute retirer de ce réservoir.

Nous ignorons la cause de la mort du 2e, nommé *Tilmans*, survenue le 27 novembre 1829 (1).

Le 3e (*Simon*), mort le 3 avril 1830, portait une pierre énorme qu'on attaqua vainement par la lithotritie, elle fut extraite par la taille suspubienne.

Le 4e (*Godallier*), mort le 4 avril, opéré comme le précédent, après plusieurs tentatives infructueuses de lithotritie, succomba à une inflammation traumatique déterminée par une lésion au péritoine.

Le 5e (*Lecomte*), décédé le 10 juin, tomba dans des accidens nerveux si graves après la première tentative du broiement, qu'il mourut le troisième jour de cette opération. Il n'y eut point de nécropsie; mais on pense que la vessie était malade primitivement.

On ne fait point connaître la cause immédiate de la mort du 6e, nommé *Alleaume*, survenue le 12 juillet, et opéré par la taille.

---

(1) L'un des élèves de l'hospice Necker m'a assuré que ce sujet avait subi l'opération de la lithotritie.

(*Note de M. Larrey.*)

On fait la même remarque pour le 7e, nommé *Defundès*, mort le 9 novembre. Celui-ci avait également subi l'opération de la lithotritie.

Le 8e et le 9e (*Laporte* et *Cuvier*), décédés dans le mois de décembre, n'avaient point de calculs. On ignore la véritable cause de leur mort.

Celle du 10e, nommé *Binet*, survenue le 9 janvier dernier, a été attribuée à une indigestion qu'il s'était donnée presque immédiatement après avoir subi l'opération de la taille. Le procédé qu'on mit en usage n'est point indiqué, et il paraît qu'il n'y a pas eu d'autopsie.

Le 11e (*Lambert*), décédé le 2 juillet, fut atteint de la variole après avoir été taillé. On ne dit pas non plus quelle méthode on employa.

En faisant le parallèle du mouvement de l'administration de l'hospice Necker, avec le compte-rendu de M. Civiale (sans nous arrêter au nombre total, parce que le mouvement comporte quelques mois de plus, et sans parler des contradictions qui se trouvent dans les deux pièces), nous voyons avec quelque regret pour les progrès de la science, que ce chirurgien s'est attaché exclusivement à faire ressortir les succès de la lithotritie; c'est dans cette intention sans doute qu'il n'a rapporté que les faits les plus marquans et les plus favorables, auxquels il n'a pu comparer les opérations de taille qu'il a pratiquées dans le même hospice, puisque les sujets qui ont subi cette dernière paraissent avoir tous péri. Et cependant, peut-être pourrait-on se convaincre par le tableau dont nous avons parlé que la perte de *lithotritiés* s'est trouvée dans cet hospice tout au moins aussi considérable qu'a pu l'être la taille dans les autres hôpitaux de Paris? Ne pourrait-on pas même ajouter que plusieurs de ceux qui sont morts par suite de cette opération auraient été sauvés, si elle n'avait pas été précédée des effets plus ou moins douloureux du broiement? Néanmoins, en ajoutant les cinq cas de lithotritie qu'il rapporte au grand nombre de ceux cités dans ses ouvrages, l'auteur croit pouvoir affirmer que cette méthode est la plus parfaite. Mais nous répondrons à cette assertion, que si la lithotritie n'est pas aussi généralement répandue qu'elle devrait l'être, pour l'avantage de l'humanité, cela tient au peu d'empressement que les médecins étrangers et même français ont mis à adopter cette opération d'une exécution plus difficile que la lithotomie; car toute méthode doit être facile pour être d'un usage commun.

Dans une telle occurrence, qu'il nous soit permis de dire que les grands chirurgiens du siècle qui ont pratiqué la taille, d'après les méthodes perfectionnées, soit en France, soit en Angleterre, comptaient ou comptent également leurs succès par centaines; mais ils avaient la bonne foi de faire connaître aussi leurs revers ou leurs insuccès, et les deux résultats étaient relatifs à l'habileté plus ou moins grande des opérateurs. Ainsi, dans ce sens, ne pourrait-on pas dire que la taille a bien moins réussi dans les mains de M. Civiale que la lithotritie, pour la manœuvre de laquelle il a une habileté parfaite et une très grande habitude, tandis que des chirurgiens anatomistes, exercés à l'opération de la taille, ont obtenu de tels succès, que plusieurs d'entre ceux que je pourrais citer, appartenant à la France et à l'Angleterre, ont à peine perdu un opéré sur dix, et de ce nombre, la moitié sans doute n'aurait pu être lithotritiée.

Ainsi le parallèle à faire entre ces deux opérations est un problème qui, selon votre rapporteur, est loin d'être résolu.

En attendant que les académies aient traité cette question importante, votre commission exprime le regret de ne pouvoir partager les idées de M. Civiale sur l'étendue des cas dans lesquels la lithotritie est infaillible. Elle croit que cette méthode doit être encore soumise à l'observation rigoureuse des praticiens.

Toutefois nous estimons que les faits cités dans le mémoire de ce chirurgien, tels qu'ils sont rapportés, concourent à justifier les récompenses flatteuses qu'il a reçues de l'académie.

Signé à la minute : Boyer, et Larrey, rapporteur.

L'académie adopte les conclusions de ce rapport.

Certifié conforme :

Le secrétaire perpétuel pour les sciences naturelles,

Dulong.

Le secrétaire perpétuel de l'académie pour les sciences naturelles, certifie que ce qui suit est extrait du procès-verbal de la séance du lundi 10 *avril* 1833.

Extrait de la séance du lundi 10 juin 1833, à laquelle furent présens :

MM. Magendie, Lelièvre, Flourens, Gay-Lussac, Desfontaines, Double, de La Billardière, Gillet de Laumont, Delalande, Boyer, Lacroix, Navier, de Jussieu père, de Jussieu fils, Isidore Geoffroy-Saint-Hilaire, Damoiseau, Poinsot, Molard, Desgenettes, de Freycinet, Bouvard, Geoffroy-Saint-Hilaire, Puissant, de Blainville, Dutrochet, Matthieu, Arago, Chevreul, Dulong, Héricart de Thury, Libri, Prony, Savary, Dumas, Poisson, Cordier, Sylvestre, Serres, Larrey, Thénard, Dupuytren, Seguier, Beudant, Savigny.

M. Double, au nom d'une commission, fait le rapport suivant sur un mémoire de M. Civiale, intitulé : *Deuxième Compte-rendu, concernant les calculeux traités à l'hospice Necker.*

Rapport.

L'académie, après avoir entendu la lecture du mémoire de M. Civiale concernant les calculeux, a chargé MM. Boyer, Larrey et Double de lui en rendre compte.

Le manuscrit de M. Civiale se divise en deux parties distinctes.

Il y a, d'une part, un grand tableau synoptique des malades admis au traitement spécial des calculeux, dans l'hôpital Necker, pendant les années 1831 et 1832.

Il y a, d'autre part, vingt pages environ de texte consacré à l'exposition des particularités les plus remarquables offertes par ces malades, sous le double point de vue de l'art et de la science.

Encore que l'épidémie du choléra, dont nous avons si cruellement subi les ravages en 1832, ait interverti, tout le temps que la maladie a régné, les destinations les plus spéciales des hôpitaux de la capitale;

Bien que, par cette cause, le service des calculeux ait été complètement interrompu pendant plusieurs mois, on trouve néanmoins, pendant ces deux dernières années, *quatre vingt-treize* malades admis dans les salles des calculeux de l'hospice Necker.

Dans ce nombre, *vingt-sept* malades traités par la lithotritie sont sortis complètement guéris.

Seize ayant subi diverses tentatives de lithotritie: l'opération chez ceux-ci a été en définitive impossible, inutile, ou même fatale.

De ces *seize*, *dix* sont morts et *six* restent encore calculeux.

Huit autres malades ont dû être soumis aux procédés divers de la taille ordinaire ou de la lithotomie. De ces *huit* malades, *cinq* ont succombé et *trois* ont guéri.

Finalement on compte quarante malades atteints de différentes lésions des organes genito-urinaires, simulant toutes, plus ou moins, l'affection calculeuse, sans qu'aucun de ces individus eût réellement la pierre. Ces derniers malades nous ne les comprenons ici que pour mémoire.

Sur le nombre total des calculeux, on trouve deux femmes seulement, toutes deux opérées par la lithotritie et toutes deux guéries en peu de jours. Ce n'est pas sans dessein que nous consignons ici cette remarque; elle sert déjà d'appui et de confirmation à ces deux propositions généralement admises dans la science :

L'accumulation et l'accroissement des calculs vésicaux se rencontrent beaucoup plus rarement chez les femmes que chez les hommes ;

Chez les femmes, les procédés opératoires, quand ils deviennent nécessaires, sont d'une exécution plus facile et d'un succès plus fréquent.

Les notions anatomiques rendent suffisamment raison de ces différences.

Faisons remarquer encore que, parmi les malades opérés et guéris par la lithotritie, on trouve un enfant de neuf ans et un autre de onze ans.

On avait souvent avancé jusqu'ici que la méthode de broiement ne convient pas à l'enfance. M. Civiale, dans le travail que nous sommes chargés d'analyser, assure qu'à l'aide de certaines modifications qu'il a fait subir(1), et aux instrumens et aux

(1) Quelles modifications?

procédés opératoires, pour les malades appartenant à cette période de la vie, sa méthode peut être fructueusement appliquée, malgré le peu de développement des organes génitaux à cet âge, et malgré ce qui manque d'énergie à la vessie pour se débarrasser des détritus du calcul opérés par le broiement.

Toutefois, et M. Civiale se hâte d'en convenir, il est vrai de dire que l'on doit souvent à l'égard des enfans, surtout quand la pierre est très volumineuse, renoncer à l'opération de la lithotritie.

En face de cette difficulté M. Civiale n'est pas resté observateur indifférent. Dans cette conjoncture toute particulière il a recours à une pratique toute nouvelle et à une opération qui résulte de la combinaison des deux méthodes, la taille et la lithotritie, et qui paraît réunir les avantages de l'une et de l'autre méthode, sans en avoir les inconvéniens. Indiquons rapidement l'esprit et les bases de cette opération : nous attendrons un plus grand nombre de faits et la sanction d'une plus longue expérience, pour la juger définitivement.

Sans doute, dans l'enfance l'extrême petitesse du pénis laisse peu de facilité pour l'introduction des instrumens lithotriteurs ; mais, par contre, le col de la vessie est extrêmement dilatable à cet âge. On peut aisément, et sans danger, y introduire un instrument de plus de trois lignes de diamètre.

En conséquence de ces données anatomiques, M. Civiale pratique une incision au périnée, dans le but d'ouvrir, en forme de boutonnière, les tégumens, les tissus sous-jacens et la partie membraneuse de l'urètre, il obtient par là une voie directe et large, et qui permet de porter dans la vessie un instrument ordinaire, à l'aide duquel il morcèle et broie en peu d'instans une pierre, même fort volumineuse (1).

N'oublions pas d'ajouter, d'ailleurs, que chez les individus en bas âge la lithotomie ordinaire est d'une exécution prompte et facile et d'une issue communément prospère.

Mais continuons notre examen analytique.

Sur les *vingt-sept* malades opérés par la lithotritie et opérés avec succès, on voit que *quatre* seulement avaient atteint ou dépassé l'âge de soixante ans ; au contraire, parmi les *seize* malades pour lesquels la lithotritie a été intempestive, inutile, ou mortelle, *huit* étaient plus que sexagénaires ; de ces huit *six* sont morts, et deux en conservant la vie ont aussi conservé leurs calculs.

Relativement à la composition chimique des calculs, les pierres formées par l'oxalate de chaux ne sont point toujours dures à ce point, que l'on doive les considérer comme nécessairement réfractaires à la lithotritie, ainsi que quelques personnes

(1) Comment M. Civiale n'a-t-il pas craint de trouver des incrédules quand il avance de telles assertions? Comment ce chirurgien introduit-il un *perce-pierre* dans la vessie par une ouverture faite au périnée d'un enfant? Il développe cet instrument à branches crochues dans une vessie vide; et il broie avec une fraise qui fait un simple trou une pierre volumineuse, le tout sans dangers! M. Civiale se trompe.

l'avaient avancé. M. Civiale a rencontré un assez grand nombre de pierres de cette nature, qui ont été très friables et dont le broiement s'est opéré d'une manière prompte et facile.

Les altérations plus ou moins graves du tissu de la vessie, que l'on infère en général, avec raison, de la longue durée et de la violence des douleurs, ne sont pas toujours réelles; déjà l'expérience commune l'avait enseigné et les faits que nous sommes chargés d'analyser en fournissent plusieurs exemples. De telles conditions surtout ne constituent point des contre-indications inévitables de la lithotritie: de là, cette conclusion que, même si l'affection calculeuse est ancienne, et nonobstant des douleurs opiniâtres et vives, la méthode par le broiement est encore souvent applicable.

Les avantages absolus de la lithotritie ne sont guère contestés aujourd'hui: qu'est-il besoin de déduire les preuves à l'appui, si l'on voit les savans les plus célèbres, et les hommes de l'art les plus éminens, recourir à ce procédé, lorsqu'ils ont le malheur d'être atteints de la pierre? Et quand même la lithotritie n'aurait d'autre mérite que d'épargner au patient l'effroi, les angoisses et les douleurs d'une opération cruelle, ne serait-ce pas encore un immense bienfait? mais par la lithotritie on échappe encore à plusieurs des accidens graves qui suivent si souvent l'opération sanglante; les hémorrhagies, les péritonites, les infiltrations urineuses, l'inflammation diffuse du tissu cellulaire, pelvien et sous péritonéal, qui constituent autant d'accidens fâcheux après la taille, n'arrivent point à la suite de la lithotritie (1).

La lithotritie n'est cependant pas praticable dans tous les cas : il est des circonstances pour lesquelles on doit nécessairement avoir recours à la lithotomie : M. Civiale le reconnaît sans peine et il n'hésite pas à le proclamer.

Les contre-indications de la lithotritie et la raison de la préférence à donner à la taille peuvent découler de trois sources capitales : elles sont fournies par les qualités physiques du calcul, par l'état des organes genito-urinaires, ou par l'individualité du calculeux lui-même (2) ;

Une pierre, dont les dimensions insolites restent hors de toute proportion avec le développement possible de la pince destinée à saisir le calcul dans la vessie (évidemment tous les calculs commencent par être petits, et quand les malades s'en aperçoivent à cette époque, les avantages de la lithotritie sont incontestables);

Des calculs dont l'immense dureté résisterait trop long-temps et trop fortement à l'action de l'instrument broyeur ;

---

(1) Il existe plusieurs exemples d'accidens pareils survenus après les opérations faites avec le perce-pierre. M. Souberbielle, qui a taillé beaucoup de malades après les essais de M. Civiale, en cite plusieurs.

(2) Il est encore une contre-indication que M. le rapporteur oublie, c'est lorsque l'opérateur ne fait usage que d'un instrument insuffisant. M. Civiale ne connaissant que le perce-pierre, n'a pas le droit de poser des limites au pouvoir de la *lithotripsie*.

La vessie retenant des pierres adhérentes, enchassées dans son propre tissu, ou chatonnées dans des poches particulières;

Les membranes des organes genito-urinaires épaissies, irritées et profondément altérées dans leur texture;

L'âge du malade, et aussi une constitution physique d'une irritabilité extrême, ou viciée par les germes anciens d'une irritation spécifique, grave, et dont le transport aigu sur les organes genito-urinaires peut compliquer fâcheusement les essais lithotriteurs: ce sont là entre autres, autant de séries de circonstances qui forcent d'accorder la préférence à la taille ordinaire.

Dans notre opinion, la question clairement posée se résume en ces termes:

Quelles sont les conditions pathologiques dans lesquelles la lithotritie offre le plus de chances de succès (1)?

Quelles sont au contraire les circonstances où force sera de recourir à l'opération sanglante?

Il ne s'agit donc plus aujourd'hui d'examiner si la lithotritie peut ou ne peut pas être utile: dix années d'expérience et d'observations concluantes ont répondu affirmativement (2).

Ce serait encore avoir mal abordé le problème que de chercher à le résoudre uniquement par le calcul comparatif des succès attachés, soit à la li-

(1) Cela est examiné dans mon traité (édition anglaise).

(2) Il me semble que cela n'est pas tout à fait exact, si l'on en juge d'après les rapports à l'Institut et surtout d'après le rapport de M. Double lui-même.

thotritie, soit à la lithotomie; le point de la difficulté est tout autre.

Enfin on aurait incomplètement satisfait aux véritables besoins de la science, si les efforts se bornaient sans cesse à multiplier, à modifier et à corriger les instrumens destinés à écraser les pierres dans la vessie, ou à extraire de cet organe les fragmens broyés des calculs. Tel qu'il est à présent, l'arsenal lithotritique suffit à l'intelligence et à l'adresse réunies de l'opérateur(1): que le zèle se porte moins vers la mécanique instrumentale et qu'il se dirige au contraire davantage sur la partie clinique de la lithotritie (2). Ce qu'il faut surtout, c'est à l'aide de faits complets, authentiques, et par des opérations nombreuses, variées, arriver à formuler d'une manière nette et précise les indications relatives à la lithotritie et à la taille (3).

---

(1) Cela n'est certainement pas puisque le perce-pierre auquel M. le rapporteur fait allusion ne peut prendre sur une table un grand nombre de pierres vésicales, et ne peut détruire celles qu'il prend qu'avec lenteur et mouvemens pénibles. Or s'il ne peut exécuter cela en dehors de la vessie, comment l'exécuterait-il en dedans?

(2) Au contraire, il faut faire d'abord des instrumens effectifs, et étudier après la manière de les employer avec le plus grand avantage possible.

(3) Formuler ainsi ne me semble pas possible. C'est dans des observations bien rédigées que le chirurgien pourra trouver les élémens convenables pour s'éclairer à ce sujet. C'est pour cela que j'ai toujours ajouté des réflexions cliniques aux nombreuses observations que j'ai publiées, soit dans mon ouvrage anglais qui en contient cinquante à peu près, soit dans les journaux anglais et français qui en contiennent à peu près autant.

Déjà l'Académie en avait exprimé le vœu, par l'organe de M. Dupuytren, dans un rapport sur ce sujet.

Provoquer les travaux, fixer les efforts sur les points où se pressent le plus les besoins de la science et de ses difficultés, ne sont pas les moindres attributions des associations savantes: aussi pensons-nous que l'Académie devrait annoncer positivement que dorénavant, en matière de lithotritie, elle encouragera surtout les recueils d'opérations pratiquées sur le vivant (1), les recherches qui tendront vers le but que nous venons de signaler.

Les faits que M. Civiale a consignés dans son deuxième compte-rendu, et qui font l'objet de notre rapport, fournissent sans doute de nouveaux matériaux à la solution de cet intéressant problème; mais il est besoin d'un beaucoup plus grand nombre d'observations pour le résoudre complètement.

Formons donc des vœux pour que la lithotritie rentre de suite dans le domaine commun de la chirurgie pratique; désirons que cette méthode ne soit plus l'apanage exclusif de quelques mains seules exercées à la pratiquer; c'est l'unique moyen d'arriver sûrement aux résultats féconds que sollicitent également la science et l'humanité (2).

---

(1) En ce cas je prie instamment MM. les membres de la commission de prendre connaissance de mes observations; elles se trouvent dans mon traité et dans les journaux de médecine.

(2) Pour cela il faut désigner l'auteur du procédé le plus simple et le plus effectif.

Terminerons-nous ce rapport sans dire un mot du litige suscité au sujet de la priorité d'invention de la lithotritie ?

Dans les sciences d'application les grandes découvertes sont rarement une improvisation du hasard ; presque toujours, au contraire, ces découvertes répondent à des besoins long-temps ressentis, fréquemment exprimés, lentement satisfaits. Le temps, ce puissant élément de toutes choses, et les progrès de l'expérience, conduisent par dégrés insensibles au but que l'esprit humain a longuement signalé et qu'il n'a que péniblement atteint ; ainsi de la lithotritie.

La structure et la dilatabilité de l'urètre, constatées de temps immémorial ; la connaissance et l'emploi des sondes droites, remontent assez loin pour qu'il soit difficile d'en assigner l'origine véritable ; l'usage des pinces à formes variées, pour aller chercher les calculs dans la vessie, ainsi qu'on avait commencé de le pratiquer à cette époque si remarquable dans l'histoire de l'esprit humain, la connaissance, l'idée exprimée, et la tentative exécutée plusieurs fois et dans les temps reculés, de perforer, de limer, de broyer la pierre dans la vessie afin d'en faciliter l'extraction ; tous ces progrès graduellement obtenus conduisaient d'une manière assez naturelle à la lithotritie ; faut-il s'étonner à présent que la pensée de ce procédé soit venue simultanément à plusieurs hommes de l'art ? Est-il surprenant aussi que l'un d'eux ait marché plus vite vers le but et qu'il l'ait plus vite atteint ?

L'esprit humain ne procède guère autrement: et M. Civiale, qui a régularisé, achevé cette découverte, auquel il reste surtout l'avantage de l'avoir mise en toute valeur et en pleine pratique, nous paraît devoir en être déclaré le véritable auteur.

Après dix années consécutives de recherches, d'expériences et d'observations, l'Académie est heureuse de pouvoir répéter et de confirmer de rechef ce qu'elle avançait en mars 1824, par la bouche de ses illustres rapporteurs, Chaussier et Percy (1).

La commission, dont je suis aujourd'hui l'organe, a l'honneur de proposer comme conclusions de son rapport:

Premièrement. De déclarer qu'en matière de lithotritie, l'Académie désire recevoir surtout, des recueils d'opérations, de nouveaux faits, ayant pour but de fixer les indications relatives de la lithotritie et de la taille (2).

---

(1) L'Académie ne peut pas dire en 1833 le contraire de ce qu'elle a dit en 1832. Si l'Académie a donné l'année dernière un prix à M. Leroy pour avoir inventé la pince à trois branches, elle ne peut pas dire que M. Civiale est l'auteur de cette pince. En donnant un prix à M. Leroy, l'Académie a sans doute attentivement examiné les pièces du procès, et on ne peut invoquer contre cette décision l'opinion de Chaussier et de Percy; car, personnelle à ces savans, elle a été le résultat de l'erreur où ils ont été mis à ce sujet. Je déclare à cette occasion que ce que j'ai écrit relativement à la pièce remise à M. Percy par M Civiale est vrai.

(2) C'est ce que j'ai fait.

Deuxièmement. De déposer aux archives, pour y être consulté au besoin, le manuscrit de M. Civiale et d'adresser des remercîmens à l'auteur, dont les travaux sur la lithotritie méritent de plus en plus l'approbation de l'académie.

Signé à la minute: Boyer, baron Larrey, et Double, rapporteur.

L'Académie adopte les conclusions de ce rapport.

Certifié conforme:

Le secrétaire perpétuel pour les sciences naturelles,

Dulong.

Tels sont les rapports qui ont été faits sur les *comptes-rendus* de M. le docteur Civiale. Ces rapports, celui de M. le baron Larrey surtout, sont effrayans et donnent certainement une bien fâcheuse idée du procédé de *lithotripsie* appelé *lithotritie*. J'aurais bien voulu rassembler tous les faits contenus dans ces rapports pour essayer d'en établir la statistique, mais on voit que cela est impossible, car M. Larrey, dont la sévère probité ne paraît pas s'accommoder des *comptes-rendus* inexacts, me met dans l'impossibilité de pouvoir statuer sur des faits bien clairs et bien arrêtés.

Je suis donc réduit à ne soumettre à l'analyse que les faits relatés dans le rapport de M. Double qui paraît moins sévère que M. le baron Larrey, et qui a admis avec une grande bonté les faits avancés par M. le docteur Civiale dans son deuxième *compte-rendu*. Comme malgré l'opinion qu'exprime M. le baron Larrey, je veux avoir dans les relations de M. le docteur Civiale une foi aussi grande qu'elle est évidemment méritée, j'admets, de même que M. Double, l'exactitude des détails présentés par ce chirurgien; je calcule conséquemment avec les chiffres présentés dans le rapport, et je les reproduis ici pour plus grande exactitude.

Il est entré à l'hôpital Necker	93	malades.
40 de ces malades n'avaient pas la pierre..................	40	
Il reste donc	53	malades qui avaient la pierre.
Sur ces 53 malades M. Civiale dit que....	27	ont été guéris par la lithotritie.
Il reste donc.................	26	malades ou la moitié non guéris par la lithotritie.
Sur ces 26 malades..........	6	ont été lithotritiés et ont gardé leur pierre.
Il reste donc................	20	malades.
Sur ces 20 malades..........	10	ou le quart sont morts par la lithotritie.
Reste....................	10;	sur ces dix
	5	sont morts par la taille.
Reste....................	5;	sur ces cinq
	3	sont guéris par la taille.
Reste....................	2	dont on ne rend pas compte et qui seraient comptés s'ils étaient guéris. Or, sont-ils morts ou simplement non guéris ?

RÉSUMÉ.

Ainsi si le rapport de M. Double est exact, et il est exact, puisque non-seulement il est signé par ce médecin qui était rapporteur, mais il est encore signé par deux de nos plus respectables maîtres en chirurgie, M. le baron Boyer et M. le baron Larrey, il s'en suit qu'en définitive :

Sur quarante-trois malades choisis par M. Civiale pour la *lithotritie* et traités par la *lithotritie*,

	27	Sont guéris ou pas tout-à-fait, les 3/4 des malades traités.
	10	Sont morts ou un peu plus de 1/4 des malades traités.
et	6	Ou un peu plus du 8e des malades traités ont gardé leur pierre.
Total....	43	

et sur huit malades traités par la taille avec ou sans préliminaires de *lithotritie*,

	5	Sont morts
et	3	sont guéris.
Total....	8	

Avec ces élémens de calcul, on fait saillir de suite par une règle simple l'avantage d'être opéré à l'hôpital Necker.

Sur cinquante-un malades traités dans cet hôpital (1), il y en a d'abord six non guéris que je néglige et je trouve :

Morts par la lithotritie......	10	Guéris par la lithotritie......	27
Morts par la taille..........	5	Guéris par la taille..........	3
Total........	15	Total..........	30

A l'hôpital Necker les morts sont donc aux guéris comme 15 est à 30;

Or comme 15 : 30 :: 1 : 2,

il s'en suit que sur *trois* malades traités dans cet hôpital, il en meurt *un*, ce qui, certes, ne peut être comparé aux résultats obtenus par la lithotomie. Donc le procédé de *lithotripsie* appelé *lithotritie*, n'est pas une acquisition en faveur de l'humanité. Ce n'est pas moi qui le dis, c'est le chirurgien qui met plus spécialement ce procédé en usage, et encore, en accordant ce résultat, je fais grâce à cette pratique des six malades qui ont été *lithotritiés* infructueusement, et qui conséquemment ont couru le même danger que les dix qui sont morts, des deux malades dont il n'est pas rendu compte, et *j'admets sans examen*, comme le fait M. le rapporteur, la cure complète des *vingt-sept* malades guéris.

---

(1) On se rappelle que sur les 53 malades, il y en a deux dont on ne rend pas compte, cela réduit le nombre des malades traités à 51.

Maintenant terminons ce qui est relatif au *perce-pierre.*

Quand on connaît enfin les résultats du procédé de *lithotripsie* appelé *lithotritie*, on s'étonne qu'un tel procédé ait pu soutenir jusqu'à présent le nouveau moyen de guérir les calculeux sans incision. Il a fallu certainement que le prestige fût bien grand pour qu'une telle manière d'opérer la pulvérisation des calculs trouvât des admirateurs exclusifs. Cette espèce d'enthousiasme aveugle qui accueillit ce procédé, fut nécessairement le produit de l'étonnement que causait une chose aussi nouvelle que de pulvériser une pierre dans la vessie; mais quelles que furent les raisons qui le firent naître, il fut avantageux en cela qu'il soutint une opération utile, mais qui était née avec tous les germes d'une destruction prochaine. Comme toutes les autres parties des sciences, la manière de pratiquer cette opération dut être d'abord imparfaite; elle ne dut prendre un degré suffisant de certitude qu'après un temps assez long. Ce temps dut être employé à étudier les difficultés qui surgissaient d'un organe capricieux, dilatable, contractile, aussi varié dans ses formes que les traits du visage, qui surgissaient aussi de pierres de différentes grandeurs, de différentes formes, de différentes densités et des différentes positions qu'elles prenaient dans l'organe qui les recelait, temps employé enfin à *calquer* les moyens de surmonter ces difficultés sur les difficultés elles-mêmes.

Est-il permis maintenant d'espérer que cet enthousiasme qui accueillit la *lithotripsie* dans sa débile enfance, voudra bien l'accueillir lorsque, bienfaisante, elle se présente à ceux qui l'admirèrent lorsqu'elle n'était encore qu'une nouveauté plus curieuse à voir que profitable aux malades?

Est-il permis d'espérer qu'il sera apporté dans l'examen des procédes plus de philosophie, plus de patience; et dans la distribution des élémens d'étude plus d'égalité et de justice (1)?

Est-il permis d'espérer que l'on ne m'imputera plus à tort un écrit (ma lettre à l'Académie des sciences), plein de vérité, qui fut un cri de conscience, une sauve-garde contre une injuste agression, et dont chaque jour prouve la justice et la raison? Croira-t-on enfin que cet écrit fut une chose nécessaire, puisqu'il prouvait déjà, il y a six ans, qu'il fallait faire mieux que ce qui était fait, et que tout ce qui était dit sur les faits relatifs à la *lithotripsie* était inexact et conduisait à l'erreur?

Est-il permis enfin d'espérer que l'on concluera que si M. Civiale, qui a maintenant une longue habitude de l'instrument qu'il emploie, perd à présent un malade sur trois, il ne guérissait pas quarante malades de suite, lorsque, novice encore, ses revers devaient être en raison directe de son peu d'habitude et d'expérience?

---

(1) Pourquoi l'administration des hôpitaux a-t-elle donné pour pratiquer la *lithotritie* une place sans concours, et a-t-

elle jeté ainsi aux pieds d'un chirurgien *stationnaire*, par une injuste distinction, tous les cas chirurgicaux, qui dans la main d'un travailleur eussent germé et porté des fruits? Pourquoi cette administration a-t-elle tué ainsi l'émulation et donné à l'un ce que le concours eût peut-être rendu la propriété de l'autre? pourquoi cette spoliation? pourquoi cette administration a-t-elle négligé de s'éclairer par une discussion publique entre des candidats sur un sujet qui lui était inconnu? pourquoi a-t-elle négligé de faire ce qui était juste et raisonnable, et est-elle sortie de ses réglemens, en dehors desquels elle persiste à rester?

J'adresse cette interrogation pressante à l'administration des hôpitaux par esprit de justice, car je n'ai ni l'intention ni le pouvoir de profiter d'un concours qu'elle ouvrirait à ce sujet.

PREUVES

DE L'INSUFFISANCE

DU BRISE-PIERRE ARTICULÉ DE M. JACOBSON.

Lorsque je vins à Paris pour faire connaître à l'Académie des sciences mon nouveau système de lithotripsie, j'y vins avec la confiance d'être accueilli avec intérêt par l'Académie, puisque la *lithotritie* ou le système des perforations répétées de la pierre, venait d'être enfin reconnu pour un procédé vicieux. A mon arrivée, j'appris que le *brise-pierre articulé* de M. Jacobson fixait l'attention, et que l'un de mes confrères, M. Leroy d'Etiolle, devait présenter à l'Institut des exemples de guérisons obtenues avec cet instrument : une telle nouvelle m'étonna beaucoup, car ayant étudié avec soin l'instrument en question, et l'ayant même mis en usage sur un malade, j'avais bien vu dans cette combinaison une idée ingénieuse, mais je ne lui avais nullement reconnu la propriété de guérir. J'écrivis donc à ce sujet à M. le rédacteur de la *Gazette des Hôpitaux* la lettre suivante, à laquelle M. le docteur Leroy répondit franchement par une déclaration formelle qu'on lira ainsi que le commentaire qui la suit et qui prouve ce que j'ai besoin de prouver, c'est-à-dire l'insuffisance *du brise-pierre articulé* de M. Jacobson, et conséquemment l'utilité d'un système de lithotripsie mieux combiné.

A Monsieur le Rédacteur de la *Gazette des Hôpitaux*.

Monsieur,

Je suis venu trois fois de Londres à Paris pour faire adopter par mes compatriotes une nouvelle manière de guérir les malades affectés de la pierre, procédé que les faits démontrent infiniment supérieur à ceux qui ont été employés et sont employés maintenant. En effet, j'apporte les observations de trente-huit malades sur lesquels j'ai appliqué ce moyen. J'ai guéri *trente-sept* de ces malades.

Bien que l'autopsie ait prouvé que le trente-huitième avait en lui des causes suffisantes de mort indépendantes de l'application de l'instrument, je le compte, et je dis que sur *trente-huit* malades j'en ai guéri *trente-sept* (1).

J'ai apporté avec moi toutes les pièces convenables pour que l'authenticité de ces observations soit à l'abri du moindre doute. Ces pièces vont être déposées au secrétariat de l'Institut (2).

Je vous ai déjà envoyé un grand nombre de ces observations que vous avez eu la bonté d'insérer dans votre estimable journal. Voulez-vous encore avoir l'obligeance de donner la même publicité à celles que j'ai l'honneur de vous faire parvenir?

Je me disposais, en venant à Paris, à prouver (ce que d'ailleurs j'avais prouvé surabondamment dans l'un de mes écrits) que le premier instrument avec lequel on pratiqua la *lithotripsie*, était loin de soustraire, comme on le disait alors, l'humanité aux funestes conséquences de la pierre. De nouvelles preuves de la vérité de cette assertion viennent d'être présentées à l'Institut par le chirurgien que l'on suppose être le plus habitué à se servir de cet instrument. En effet, le rapport analytique que M. Double vient de faire à l'Institut sur le compte-rendu de M. le docteur Civiale, prouve que ce médecin, qui a dû tirer tout le parti possible du perce-pierre, qu'il appelle un *lithotriteur*, a perdu un peu plus d'un malade sur quatre. L'emploi de ce moyen est donc loin d'être

(1) Son observation se trouve à la page . Sir Astley Cooper, qui a rédigé le cas, exprime l'opinion qu'il y avait en lui des causes suffisantes de mort indépendantes de l'opération.

(2) Elles ont été déposées entre les mains du président de l'Académie des sciences, dans la séance du 22 juillet.

avantageux, puisque le lithotomiste ne perd qu'un malade sur cinq.

Le procédé de la *lithotripsie*, appelé *lithotritie*, qui consiste à détruire les pierres en les perforant successivement, est donc maintenant jugé, et on doit le trouver d'autant plus défectueux que son principal auteur, M. Leroy d'Etiolle, vient de renoncer à son emploi; je n'ai donc plus à m'en occuper.

De tous les autres procédés qui ont été proposés par d'autres chirurgiens, il n'en est, m'a-t-on dit, qu'un seul qui ait permis d'obtenir quelques succès. Ce procédé est celui proposé par M. Jacobson, qui consiste à appliquer à la pulvérisation des pierres le système de l'écrasement. Je connais cet instrument que j'ai étudié, et avec lequel j'ai fait quelques essais à Londres, je puis donc en parler. D'abord il n'est qu'un instrument à *écrasement* à *force morte*, et je crois déjà avoir fait mieux en construisant mon *brise-coque*, qui est un instrument à écrasement à *force vive* (1), avec lequel j'ai guéri *publiquement* en France et en Angleterre plusieurs malades. Un instrument qui n'a pas besoin du secours d'un lit et d'un point fixe (propriétés que l'on dit être le principal avantage présenté par l'instrument de M. Jacobson) existe donc déjà, et je puis le dire, il existe en présentant des propriétés avantageuses qu'on ne saurait trouver dans l'instrument de M. Jacobson. C'est ce que la démonstration sur le cadavre prouverait sans réplique.

Mais mon but maintenant n'est pas de faire sentir l'avantage de mon *brise-coque* sur l'*écrase-pierre* de M. Jacobson; car ni l'un ni l'autre de ces instrumens ne comble la lacune qui existait dans la science sous le rapport de la pulvérisation des pierres vésicales : en effet, tous les deux ils ne détruisent que de petites pierres.

Or, le problème à résoudre n'est pas de détruire les petites pierres, puisque la science possède déjà trois ou quatre in-

(1) Non-seulement le brise-coque écrase par la pression, mais ses branches ont un mouvement de mâchoire alternatif qui le rend bien autrement pulvérisant que l'instrument de M. Jacobson.

strumens qui permettent d'obtenir ce résultat; mais il consiste à détruire les pierres d'un certain volume, celles qui dépassent un pouce de diamètre par exemple (1). Or c'est ce que le *percuteur* fait avec facilité et rapidité, et c'est ce que l'instrument de M. Jacobson *ne saurait faire*, puisque des pierres plus volumineuses ne peuvent entrer dans l'anse métallique qu'il présente. Il est évident que l'instrument qui ne peut pas prendre ne peut pas pulvériser.

---

(1) De ce que je dis que l'instrument de M. Jacobson peut recevoir dans son anse des pierres d'un pouce de diamètre, je n'entends pas dire qu'il guérirait tous les malades qui portent des pierres au dessous de ce diamètre, car un instrument ne saisit pas dans l'intérieur de la vessie les pierres qu'il peut saisir au dehors. En effet le *jacobson* quand il est déployé est si long, si étendu, et tellement en contact serré avec les parois de la vessie, que toute manœuvre est impossible. Quand son anse est déployée, comme il prend toute la place, il est tout simple que les pierres, quand il y en a beaucoup, viennent se mettre entre sa chaîne et son corps de sonde; alors le chirurgien n'a qu'à le fermer pour prendre. C'est cette propriété qui a spécialement attiré l'attention sur l'instrument de M. Jacobson; bien qu'elle soit partagée par tous les instrumens qu'on ouvrira forcément et dans une grande étendue de la vessie. En effet, ouvrez un *percuteur*, *un brise-coque*, *un perce-pierre* dans une vessie contenant de petites pierres ou des fragmens de pierres, ils se prendront de même; pour cela il ne faut pas la moindre habileté; mais pour guérir entièrement un malade, c'est-à-dire pour enlever les derniers fragmens, il n'en est plus de même; les fragmens ne viennent plus se placer dans l'instrument étendu, il faut les aller chercher dans les côtés de la vessie; d'autres fois la déclivité du bas-fond n'est pas dans le centre de cet organe, et les fragmens ne roulent pas devant le col. Alors, outre que le *jacobson* ne peut commencer à rompre une pierre un peu volumineuse, il ne peut terminer les opérations. Il est du reste bien d'autres importans défauts présentés par cet instrument; mais mon but ici n'est pas de les faire saillir; je me borne seulement à dire maintenant qu'on vient de me parler de quelques cas où, non seulement cet instrument n'a pas permis de guérir, mais encore où il a été la cause d'accidens graves et même mortels. Cela doit être, je le prouverai plus tard dans un parallèle que je vais faire du *perce-pierre*, du *jacobson* et du *percuteur*, et dans lequel disséquant comparativememt les propriétés de ces instrumens, je prouverai que non seulement le *jacobson* n'a pas fait faire de progrès à la science,

On voit donc que le *percuteur* et le *jacobson* ne peuvent pas être mis en balance, puisque tous les deux ils ne sont pas construits dans le même but. Le *jacobson* est une surabondance dans la science, le *percuteur* est une nécessité.

Je sais qu'un chirurgien habile, M. Leroy d'Étiolle, a présenté ou va présenter des cas de guérison à l'Institut, au moyen de l'ingénieux instrument de M. Jacobson; mais que prouveront ces cas, rien autre chose que cet instrument peut guérir; eh bien, M. Civiale, M. Leroy, moi et d'autres, n'ont ils pas prouvé par des observations nombreuses que le perce-pierre guérissait aussi: n'ai-je pas prouvé que je guérissais aussi avec le *brise-coque*, avec mon *évideur à forceps?* Ce qu'il est important maintenant d'établir, c'est le genre de malades que l'on peut guérir, le genre de pierres que l'on peut détruire. Or, je le dis, il n'est qu'un instrument pour détruire rapidement les pierres au-dessus d'un pouce de diamètre, il n'est qu'un instrument qui satisfasse sous ce rapport aux exigences de la science, cet instrument c'est *le percuteur*. Parmi les 37 malades guéris que je présente, il en est au moins 20 dont la pierre ne serait pas entrée dans l'instrument de M. Jacobson; cet instrument n'est donc pas progressif, et alors, pourquoi le mettre en opposition avec une combinai-

---

mais que sous bien des rapports il est au-dessous *du perce-pierre et du brise-coque*.

Qu'on ne croie pas cependant que mon intention soit de faire déprécier la combinaison de M. Jacobson, que peut-être j'estime plus que beaucoup de ceux qui la prônent; mon intention seule est de faire connaître la vérité, et de défendre mon *percuteur*. Je reconnais certainement cet instrument de M. Jacobson pour l'ingénieuse conception d'un homme prodigieusement au-dessus de moi sous les rapports de la science; mais cet instrument *construit en masse* et sans que son auteur ait été guidé par les besoins de la pratique, doit peut-être présenter des différences à son désavantage avec celui *combiné* par un homme qui opère depuis dix années. Ce dernier a dû nécessairement *calquer* le moyen qu'il voulait appliquer à la *lithotripsie* sur la forme et le volume des pierres, sur la forme et la capacité de la vessie pendant et dans les intervalles des contractions, et chercher à développer dans son instrument des propriétés capables de surmonter les difficultés produites par la foule des anomalies que présente cet organe.

son qui est évidemment progressive ? Le but de l'Académie est-il de multiplier les moyens de détruire les petites pierres ; non sans doute ; son but est de faire que les nombreux malades qui ont de grosses pierres participent aussi aux bienfaits de la *lithotripsie*.

Je sais qu'à tout ce que j'écris maintenant on va répondre que peut-être je suppose que l'instrument de M. Jacobson fait trop peu, et que le *percuteur* fait trop ; je sais que le public médical dira qu'il ne peut prononcer sur une chose qu'il ne voit pas; peut-être désirerait-t-il que des essais et des expériences fussent faites devant lui. Eh bien, je ne me refuserai pas à une exigence aussi juste, et je le prendrai volontiers pour juge dans une matière qui l'intéresse autant.

Mon confrère et ami, le docteur Leroy, s'est déclaré, dit-on, le généreux champion de l'instrument de M. Jacobson ; il a proclamé qu'il renonçait à sa pince à trois branches en faveur de cet instrument ; qu'il l'a appliqué avec succès sur des malades. Il a donc l'habitude de s'en servir, et il le fera paraître dans tout son avantage. S'il le veut (pour éclaircir nos doutes respectifs à cet égard), nous expérimenterons comparativement *détails par détails*. Nous commencerons sur table, en procédant des petites pierres aux grosses, des plates aux sphériques, des vessies spacieuses aux vessies contractées ; on verra facilement où le pouvoir des instrumens s'arrêtera. Ensuite, si mon confrère le veut, nous expérimenterons comparativement sur le cadavre, et après nous opérerons sur le vivant ; le tout, publiquement, devant des commissaires que nous prendrons parmi des chirurgiens d'hôpitaux, qui dresseront un procès-verbal régulier, authentique, que nous publierons. Il faudra bien que la vérité jaillisse d'une telle expérience (1).

Agréez, etc.

Baron HEURTELOUP.

Paris, le 8 juillet 1833.

A MONSIEUR LE RÉDACTEUR DE LA *Gazette des Hôpitaux*.

Monsieur,

J'ai lu la lettre que mon ami, M. Heurteloup, vient de vous écrire relativement à la *lithotripsie*, et j'y vois que ma pensée sur ce sujet n'a pas été bien comprise. On me suppose un désintéressement dont je ne me sens pas capable, si l'on croit que je rejette la pince à trois branches, qui la première a rendu la *lithotripsie* praticable, que je considère comme mon premier titre scientifique, et pour laquelle il m'a fallu pendant quatre ans soutenir une polémique, décidée enfin à mon avantage par l'Institut.

J'ai fait, il est vrai, depuis quelque temps usage du *brise-pierre* articulé de M. Jacobson; je l'ai appliqué sur treize malades; douze sont guéris, aucun n'a succombé. Ces résultats ne sauraient être comparés à ceux qui ont été obtenus à l'hôpital Necker, lesquels, d'après les rapports de MM. Larrey et Double, seraient de nature à jeter du doute sur les avantages de la *lithotripsie;* mais je dois à la vérité de dire que, dans trois cas seulement, *les pierres étant petites*, j'ai fait uniquement usage du brise-pierre articulé de M. Jacobson. Dans les autres, j'ai commencé par rompre la pierre avec une *pince à trois branches*, et mon *foret à développement*, et il m'a fallu faire une dernière application avec la *pince à trois branches et le foret simple* pour détruire les derniers fragmens et acquérir la certitude de la guérison.

Pour ne pas laisser de doute sur ma pensée, je transcris ici le passage du mémoire que je me propose de lire à l'Académie des sciences. « Le brise-pierre articulé n'étend pas les limites de la *lithotripsie* comme le *percuteur* de M. Heurteloup; au contraire, sa sphère d'action est bien plus restreinte que celle *de la pince à trois branches* munie de son *foret à développement;* mais il est un progrès, en ce sens qu'il peut être mis avec moins de danger que la pince à trois branches *en des mains inexpérimentées*, pour détruire des pierres d'un petit volume. »

Si la lutte que propose M. Heurteloup peut être utile à la science, et faire apprécier à leur juste valeur l'action respective des instrumens, je l'accepte volontiers, et j'y apporterai tout ce que l'habitude de l'application de *l'instrument à trois branches* et du *brise-pierre articulé* a pu me donner d'expérience; mais sans prétendre faire rivaliser ces instrumens, le dernier surtout, avec le *percuteur* de M. Heurteloup. Lorsque l'instrument de ce chirurgien sera mieux connu, il rendra de grands services à la science, puisque des pierres d'une certaine forme et d'une certaine dimension, qui jusqu'ici n'ont pu que rarement être détruites par la *lithotripsie*, sont maintenant accessibles à cette méthode.

Agréez, etc.

LEROY D'ETIOLLE.

Paris, 12 juillet 1833.

MONSIEUR LE RÉDACTEUR,

La réponse franche que mon confrère et ami, M. Leroy d'Etiolle, a bien voulu faire à la lettre que j'ai eu l'honneur de vous écrire il y a quelque jours, relativement à l'instrument de M. Jacobson, prouve si clairement que ce que j'ai dit dans ma lettre sur cet instrument est juste et fondé, que je n'insiste pas davantage pour faire à ce sujet des expériences publiques et comparatives. Je remercie donc M. Leroy de sa bonne volonté et de son obligeance, mais je n'en profiterai pas, car je ne puis avoir besoin de prouver ce que l'on ne me conteste pas.

Il résulte donc de la lettre de mon confrère, qui certes est bon juge dans cette matière, que le *brise-pierre articulé* de M. Jacobson n'est pas un instrument aussi parfait qu'on s'est plu à le dire, et qu'il est bien insuffisant puisqu'il a besoin d'être aidé par un instrument (*le trois-branches avec foret à développement*), pour commencer l'opération, et d'un autre instrument (*le perce-pierre*) pour la finir, et pour que le chirurgien ait la certitude de la cure complète. Or un instrument qui a besoin d'un renfort par-derrière et d'un renfort par-devant n'est certes pas bien puissant, et ne simplifie pas beaucoup l'opération. Il n'en est pas de même du *percuteur*, car si cet instrument prend et pulvérise avec facilité, *et à lui seul*, les pierres volumineuses et de toute forme, acte que ne peut exécuter aucune autre combinaison connue, il détruit à plus forte raison, sans auxiliaires, celles qui sont moyennes et petites.

L'idée que je m'étais faite du *brise-pierre* de M. Jacobson, idée que j'avais établie sur des expériences nombreuses, n'était pas même favorable à cet instrument dans le cas de petites pierres, ainsi que dans le cas des derniers fragmens. M. Leroy dit qu'il a guéri trois malades, en employant seulement le *jacobson*, et certes je le crois, et j'en proclame moi-même la vérité, mais en y ajoutant une réflexion. Si l'on remarque que dans le cas où M. Leroy a eu à détruire des pierres plus volumineuses, il a été obligé de faire usage d'un perce-pierre pour finir l'opération ou pour avoir la certitude de la guérison, on concluera que dans les guérisons obtenues d'emblée avec l'instrument du médecin danois, il a fallu qu'il n'y eût dans la vessie qu'une pierre assez petite pour être entièrement écrasée du premier coup, et ne pas laisser de fragmens. En effet, si M. Leroy en eût laissé, il eût dû encore employer un *perce-pierre*, puisqu'il n'y a aucune différence sous le rapport de la difficulté de prendre et de pulvériser entre le dernier fragment d'une pierre d'un pouce de diamètre et le dernier fragment d'une pierre de 4 à 6 lignes. Si M. Leroy a eu la certitude de la guérison dans les trois cas qu'il cite, c'est qu'il a pu reformer la gravelle détruite avec les fragmens expulsés, et conclure alors en faveur de la guérison.

Or s'il ne s'agit que de gravelles dans ces trois cas, il est évident que ce n'est pas une preuve de l'utilité du *brise-*

pierre articulé de M. Jacobson, puisque la destruction de semblables pierres serait un jeu pour le *perce-pierre* ou le *brise-coque*.

Outre le défaut d'insuffisance, qui me faisait voir l'instrument de M. Jacobson comme un instrument rétrograde plutôt que comme une amélioration, il était encore d'autres considérations qui me faisaient abonder dans ce sens. En effet, outre que je reproche à cet instrument d'être insuffisant, je trouve contradictoirement avec le docteur Leroy que son usage peut être accompagné de quelques dangers et de quelques inconvéniens, et conséquemment ne peut être mis avec moins de dangers que la pince à trois branches, *en des mains inexpérimentées*.

Par exemple, il est un grand nombre de vessies extrêmement petites soit par suite d'un épaississement ou par suite de contractions excessives. Quelquefois dans ces vessies je ne puis ouvrir mon percuteur que de dix à douze lignes, eh bien, comme le *jacobson* demande une grande place pour se développer, il s'en suit que l'on dilate de force ces vessies lorsqu'on l'ouvre. On sent alors que dans cette dilatation forcée, il faut qu'il appuie sur les fragmens de pierre et les enfonce dans les parois de l'organe : c'est comme on voit une source d'inflammation. Comme le percuteur ne s'ouvre juste que ce qu'il faut pour prendre le fragment ou la pierre, il s'en suit que des manœuvres diverses sont possibles et qu'on n'a pas besoin de commander à l'organe une dilatation forcée.

Un autre inconvénient encore plus grave que présente le *jacobson*, est celui-ci. Comme sa chaîne et sa partie courbée solide se réunissent à l'angle droit en sortant du tube qui les renferme, et que d'un autre côté la longueur de la partie qui se développe pour embrasser la pierre, fait que l'opérateur est obligé de retirer dans le col de l'organe l'espèce de fourche que font ensemble, en sortant du tube, la partie courbe solide et la chaîne, il s'en suit que si au col il y a une partie molle proéminente, cette partie doit être nécessairement prise et étranglée entre ces deux pièces. Or comme il est assez fréquent de rencontrer le lobe moyen de la prostate développée, surtout chez les calculeux, cette partie doit être immédiatement prise et écrasée. C'est, je crois, un accident de cette nature qui donna lieu à une hémorrhagie mortelle qui suivit l'emploi du *brise-pierre articulé*. Le percuteur ne présentant aucune partie qui puisse rentrer dans le col pendant l'opération, un accident de cette nature n'est pas à craindre. Du reste, comme le petit espace qu'il prend dans la vessie, permet de le mobiliser dans les vessies les plus petites et les plus contractées, il s'en suit qu'on sait toujours si l'instrument est libre. Il n'en est pas de même du *jacobson*, car la longueur de sa courbure d'abord et la place qu'il prend pendant son développement, le mettent dans un continuel contact avec les parois de la vessie. Or cela est une condition absolue d'immobilité.

Enfin un autre défaut que je lui trouve, et qui le rend même peu productif de détritus, lors même qu'il agit dans une vessie qui contient beaucoup de fragmens, circonstance la mieux adaptée à l'esprit de cet instrument, est celui-ci : sa partie courbe solide et la chaîne étant absolument plates, il en résulte que la pierre ou le fragment saisi s'échappe souvent lors même que l'instrument est bien nétoyé et qu'il commence à être mis en action ; il s'échappe bien plus souvent encore quand il reste collé sur l'un de ces *plats* du détritus plastique des pierres. En effet ce détritus diminue d'autant la faculté de prendre de l'instrument, puisque formant une éminence au milieu de ces *plats* il invite le fragment à se soustraire à l'action *comprimante* de deux branches : de là manœuvres répétées, fatiguantes et illusoires.

Ce détritus plastique qui reste entre les branches du *jacobson*, présente encore un inconvénient bien grave ; en effet, comme l'opérateur ne peut s'en débarrasser, attendu que la pression n'est pas suffisante pour l'expulser, il s'en suit qu'il est obligé de retirer l'instrument infiniment plus volumineux qu'il n'est entré. Il suit de là encore que l'instru-

10

ment distend le canal outre mesure, et que quelquefois il le déchire si quelque fragment aigu montre sa pointe entre les branches. Le percuteur n'a pas ce défaut, la force du marteau est trop grande pour que le détritus, quelque dur qu'il soit, ne sorte sous forme de bouillie. Conséquemment il n'empêche pas de fermer *complètement* l'instrument, et aucune pointe de fragment ne peut faire saillie au-dehors puisque ces pointes sont coupées par les dents que présente l'intérieur du cuillers.

Enfin, si on ajoute à tous ces inconvéniens la lenteur excessive de cet instrument, pour arriver, au moyen des tours successifs d'un écrou, à comprimer la pierre ou les fragmens lorsque *par hasard* ils sont bien saisis entre *les plats*, lenteur qui rend l'opération fatigante pour le malade et l'opérateur; si on considère que le fragment ou la pierre s'écrase rarement d'une manière complète et tend plutôt à se fracturer en deux ou trois morceaux qui s'échappent aussitôt qu'ils sont désunis; si on remarque que lorsque son anse étant très ouverte, l'instrument perd sa force, de même que lorsqu'il est près d'être fermé; et qu'il faudrait que le contraire eût lieu, puisque c'est lorsqu'il tient une pierre (volumineuse pour lui seulement) ou qu'il doit finir de pulvériser, qu'il convient de développer de grandes forces; on arrivera, je pense, à la conclusion, que même dans les circonstances où on suppose le *jacobson* effectif, il laisse beaucoup à désirer. Le percuteur, au contraire, est rapide, prend et brise les grosses pierres, écrase complètement les fragmens, et sa force reste toujours la même quel que soit son degré d'ouverture.

Voilà, M. le rédacteur, quelques-unes des raisons que je trouve à opposer à l'usage de l'instrument de M. Jacobson. Ainsi cet instrument est non seulement insuffisant, comme tous ceux qui l'ont précédé, mais son emploi présente encore des dangers; il restera donc aux yeux des chirurgiens, une combinaison fort jolie et fort ingénieuse, mais ils n'admettront pas qu'elle soit suffisante pour combler la lacune qui existait dans la science; cette lacune ne pouvait être comblée que par une autre combinaison aussi simple que possible, aussi puissante que possible, et qui embrasserait dans ses attributions les pierres *de tout volume et de toute forme*, et les vessies de toutes capacités.

C'est ce que j'ai essayé de faire en imaginant le *percuteur*.

Agréez, etc.

Baron Heurteloup.

Ce 20 juillet 1833.

Paris, imprimerie de P. Dupont et Laguionie, Hôtel-des-Fermes.

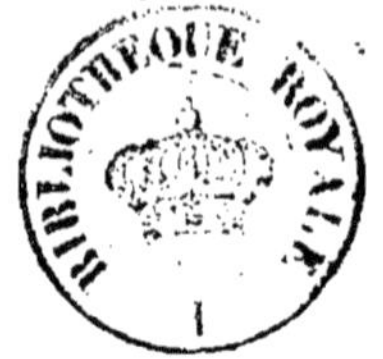

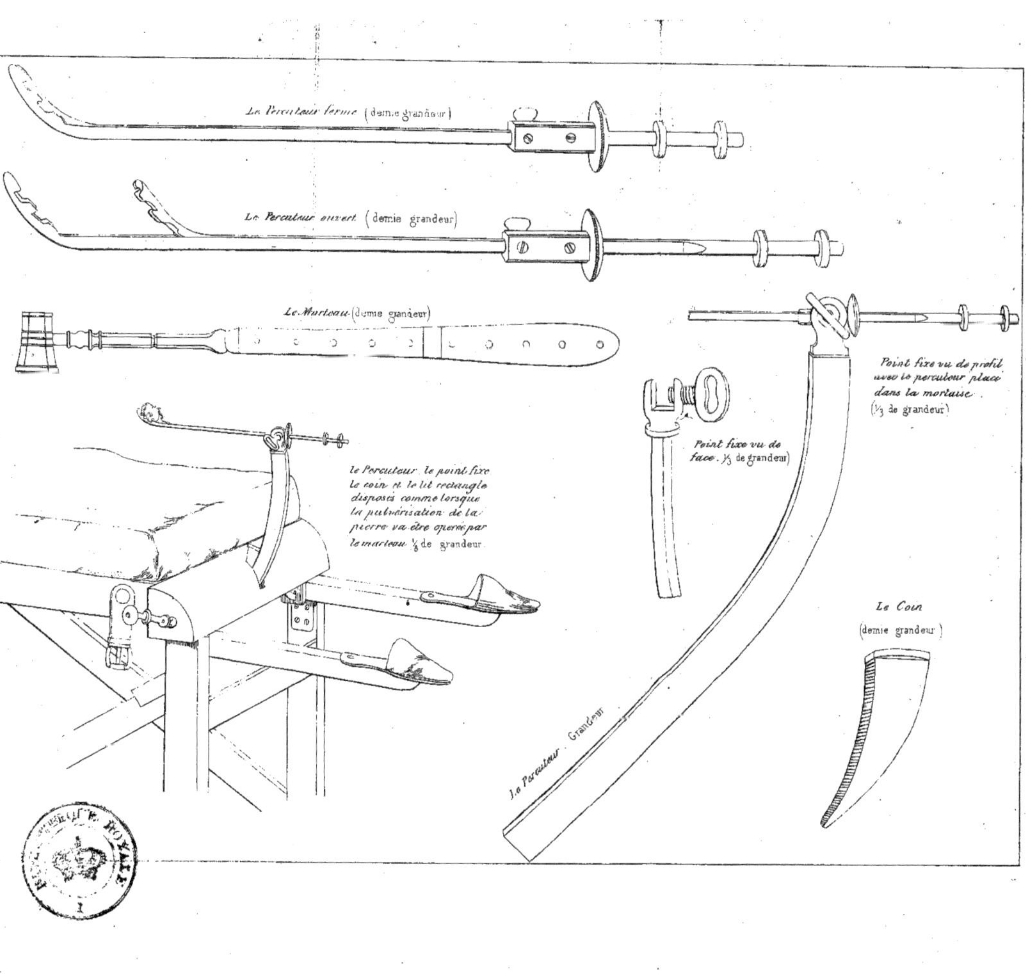
Le Percuteur fermé (demie grandeur)
Le Percuteur ouvert (demie grandeur)
Le Marteau (demie grandeur)
Point fixe vu de profil avec le percuteur placé dans la mortaise (1/3 de grandeur)
Point fixe vu de face. 1/3 de grandeur)
le Percuteur, le point fixe le coin et le lit rectangle disposés comme lorsque la pulvérisation de la pierre va être operée par le marteau 1/3 de grandeur
Le Coin (demie grandeur)
Le Percuteur. Grandeur

www.ingramcontent.com/pod-product-compliance
Ingram Content Group UK Ltd.
Pitfield, Milton Keynes, MK11 3LW, UK
UKHW022029170726
13837UKWH00001B/483